LES THÉRAPIES TRADITIONNELLES CHEZ LES DADJO DE MONGO

Collection « Études africaines »

dirigée par Denis Pryen et son équipe

Forte de plus de mille titres publiés à ce jour, la collection « Études africaines » fait peau neuve. Elle présentera toujours les essais généraux qui ont fait son succès, mais se déclinera désormais également par séries thématiques : droit, économie, politique, sociologie, etc.

Dernières parutions

Mylène DANGLADES, Babou DIÈNE et Denis Assane DIOUF (dir.), *L'esclavage en mots/maux et en images,* 2021.

Benjamin KAGINA SENGA, *Quelle protection pour les enfants déplacés et refugies non accompagnés en République démocratique du Congo ?,* 2021.

Christian ROCHE, *Les pionniers des indépendances africaines face à leur destin. Colonies françaises d'Afrique noire et territoires de l'océan Indien,* 2021.

Emmanuel KABONGO MALU, *La critique de la raison scientifique égypto-africaine chez Cheikh Anta Diop*, 2021.

NIAMKEY-KOFFI, *Philosophie, culture et développement. De l'esthétique nègre à l'impensé philosophique des langues*, 2021.

Amadou Lamine NDIAYE, *Julius Nyerere et l'édification d'une nation africaine. Ujamaa : panafricanisme et socialisme*, 2021.

César MAWANZI NDOMBE, *Jean-Marc Ela. L'humanisme de la raison critique au coeur d'une pensée politique*, 2021.

Moustapha SOUMAHORO (dir.), *Agriculture, pêche et développement local en Afrique subsaharienne*, 2021.

Simon NGONO, *Médias audiovisuels et tolérance administrative au Cameroun. Enjeux communicationnels et logique d'acteur*, 2021.

Phidias AHADI SENGE MILEMBA, *Mouvements citoyens africains. Creuset de l'éveil civique et briseurs de l'ordre néolibéral ?*, 2021.

Jean-Michel TCHITEMBO, *Communication traditionnelle et moderne pour un objectif commun, L'exemple du peuple vili au Congo-Brazzaville*, 2021.

Haroun Zorrino

Les thérapies traditionnelles chez les Dadjo de Mongo

Les représentations culturelles du paludisme

L'Harmattan

5-7, rue de l'École-Polytechnique, 75005 Paris

http://www.editions-harmattan.fr

ISBN : 978-2-343-23891-3
EAN : 9782343238913

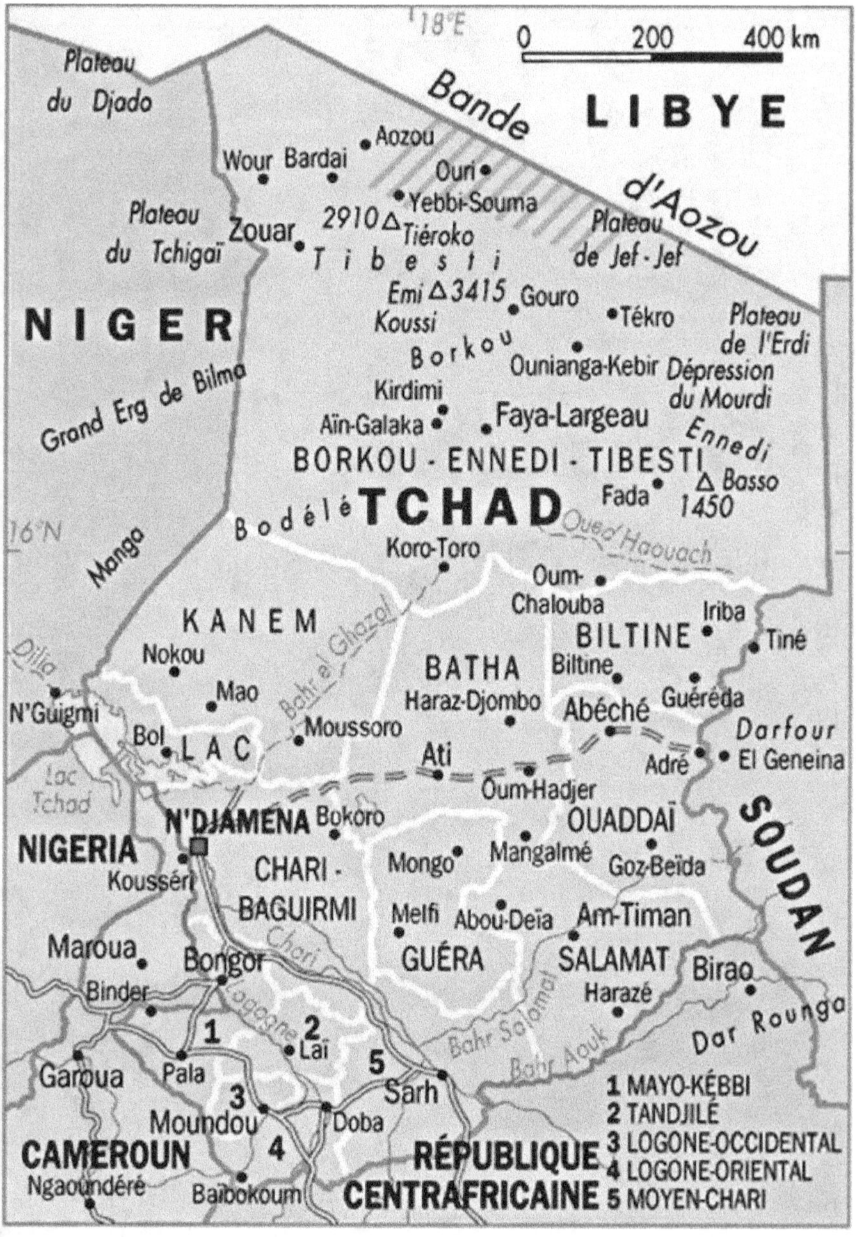
18°E
0 200 400 km
LIBYE
Bande d'Aozou
Plateau du Djado
Aozou
Wour
Bardai
Ouri
Yebbi-Souma
Plateau du Tchigaï
Zouar
2910
Tiéroko
Tibesti
Plateau de Jef-Jef
Emi Koussi 3415
Gouro
NIGER
Tékro
Plateau de l'Erdi
Borkou
Ounianga-Kebir
Dépression du Mourdi
Grand Erg de Bilma
Kirdimi
Aïn-Galaka
Faya-Largeau
Ennedi
BORKOU - ENNEDI - TIBESTI
Fada
Basso 1450
Bodélé
TCHAD
16°N
Manga
Oued Haouach
Koro-Toro
Oum-Chalouba
KANEM
Iriba
BILTINE
Tiné
Bahr el Ghazal
Dilia
Nokou
BATHA
Biltine
Mao
Haraz-Djombo
Guéréda
N'Guigmi
Abéché
Moussoro
Darfour
Bol
LAC
Ati
Adré
El Geneina
Lac Tchad
Oum-Hadjer
N'DJAMENA
Bokoro
OUADDAÏ
SOUDAN
NIGERIA
Mangalmé
Goz-Beïda
Kousséri
CHARI-BAGUIRMI
Mongo
Melfi
Abou-Deïa
Am-Timan
Chari
Maroua
GUÉRA
SALAMAT
Birao
Bongor
Binder
Logone
Bahr Salamat
Harazé
Dar Rounga
1
2
Laï
Bahr Aouk
Garoua
Pala
5
Sarh
3
Moundou
Doba
4
CAMEROUN
RÉPUBLIQUE CENTRAFRICAINE
Ngaoundéré
Baïbokoum
1 MAYO-KÉBBI
2 TANDJILÉ
3 LOGONE-OCCIDENTAL
4 LOGONE-ORIENTAL
5 MOYEN-CHARI

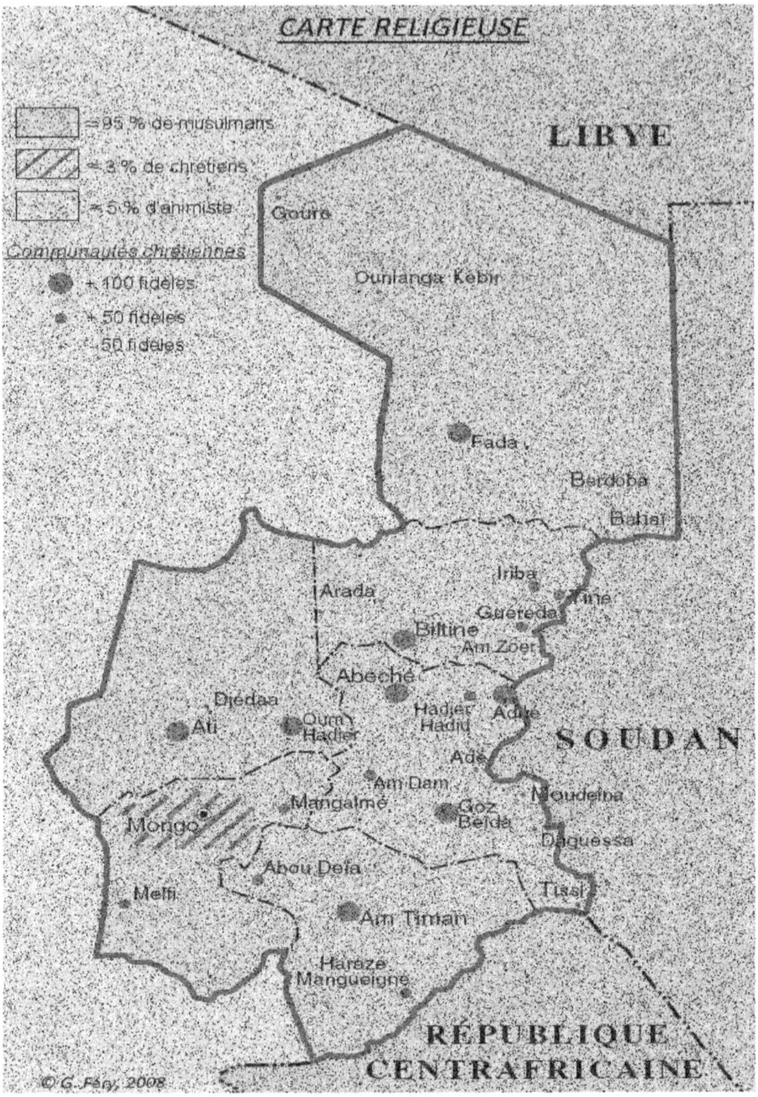
CARTE RELIGIEUSE
≈ 95 % de musulmans
≈ 3 % de chrétiens
≈ 5 % d'animiste
Communautés chrétiennes
+ 100 fidèles
+ 50 fidèles
- 50 fidèles
LIBYE
Goure
Ounianga Kébir
Fada
Berdoba
Bahai
Iriba
Arada
Tine
Guéréda
Biltine
Am Zoer
Abéché
Djédaa
Ati
Oum Hadjer
Hadjer Hadid
Adré
SOUDAN
Adé
Am Dam
Mangalmé
Goz Beïda
Mongo
Abou Deïa
Daguessa
Tissi
Melfi
Am Timan
Haraze Mangueigne
RÉPUBLIQUE CENTRAFRICAINE
© G. Féry, 2008

Introduction

Le paludisme est la maladie à protozoaire (plasmodium Falsiparum, P. Malariae, P. Vivax, P. Ovale) dont la manifestation consiste essentiellement en crises hyperthermiques accompagnées des signes variés. Il tue en provoquant des crises de « neuropaludisme », accompagnées de convulsions et qui finissent par un coma.

L'évolution clinique du paludisme se caractérise par un accès fébrile, une hypotrophie de la rate (et du foie) et une anémie consécutive à la destruction des globules rouges. Les principaux symptômes sont : maux de tête, malaise, fatigue, nausée, douleurs musculaires, diarrhée bénigne, augmentation de la température du corps. Dans les cas les plus graves (accès pernicieux), le paludisme peut aller jusqu'au délire, troubles de conscience, convulsions, mort.

L'écologie du paludisme se définit avant tout par rapport aux collectes d'eau de surface dont dépend la dynamique des populations d'anophèles dans l'espace et dans le temps[1]. Les populations des moustiques (anophèles) apprécient les eaux calmes, douces, peu profondes qui abondent chez les Dadjo pendant les mois pluvieux. La nature du sol, les creux sur la montagne font des collectes d'eau – tous les villages dadjo se situent au pied des montagnes. La température y est aussi ambiante.

---

[1] REMY Gérard, « Paysages et milieux épidémiologiques dans l'espace ivoiro-voltaïque », Étude géographique des principales maladies transmissibles, 1988.

Dans les périphéries des villages, on cultive en saison des pluies des produits vivriers, on remarque la présence d'étangs, de mares et des retenues d'eau y stagnent. Cela favorise le développement du vecteur.

Le voisinage du type de gîte est à même d'abriter les espèces d'anophèles. Les anophèles qui évoluent dans les populations des moustiques en ces périodes peuvent être estimés à 30 %. Les gens sont piqués pendant toute la saison des pluies et n'ont jamais aucune mesure de protection (ni moustiquaire, ni automédication à la chloroquine). La transmission étant saisonnière, courte et concentrée, peut atteindre une piqûre infestée par homme et par nuit (juin-novembre). Ainsi, on peut observer des accès palustres et même des cas de neuropaludisme survenant chez des adultes.

Notre intention de départ était d'étudier les représentations **socioculturelles** du paludisme dans une société dadjo à laquelle relève d'ailleurs mon appartenance ethnique. Cette étude pourrait avoir un parti pris en raison de mon appartenance clanique et lignagère à cette communauté.

« *En effet, ces représentations socioculturelles ne font qu'un avec le culturalisme qui met en évidence l'influence prépondérante de la culture sur les individus exprimée sous le sceau de la* "personnalité modale". *Cette notion est une* "configuration psychologique particulière propre aux membres d'une société donnée et qui se manifeste par un style de vie sur lequel les individus brodent les variantes singulières" *de leur culture* »[2].

Mais assez rapidement, une foule de questions est venue à l'ordre du jour et les plus pertinentes sont les suivantes : la

---

[2] Abraham KARDINER et Ralph LINTON, *L'individu dans la société*, Gallimard, 1939.

médecine traditionnelle, plus exactement celle issue des sociétés anciennes, qui constitue un ensemble de croyances relatives à la maladie et à sa guérison, s'intègre-t-elle dans la religion de ce groupe humain, les Hadjaraï ? La permanence des attitudes, des comportements à travers des siècles d'évolution ne trouve-t-elle pas d'explication dans la présence d'un ensemble de concepts coordonnés ? Dans ce comportement qui n'est pas permanent dans le temps, n'y a-t-il pas un ensemble d'idées, une philosophie de l'univers, de l'homme et des choses qui l'environnent ?

Il ne s'agit pas d'étudier l'attitude de quelques individus, mais la conception de la vie qui s'est perpétuée à travers le temps et dans l'espace, une conception qui, au cours des siècles, a embrassé le peuple dadjo et des groupes culturels hadjaraï entiers.

Au sein de cette communauté, l'optique de la « croyance » constitue un biais à travers lequel les pratiques traditionnelles dans le domaine de soins que suscitent les activités médicinales – liées ou non à la pharmacopée – sont susceptibles d'être appréhendées. Les rites et pratiques fondus dans les croyances occupent un vaste domaine dans le social et préoccupe notre démarche au premier plan.

La médecine traditionnelle chez les Dadjo, est un ensemble de croyances, des rites, des pratiques et des préceptes relatifs à la maladie et à sa guérison. Elle comprend :

- Le *Hidjabné* donné essentiellement par les marabouts. Leur pratique consiste à délivrer des amulettes renfermant des versets du Coran et des schémas complexes appelés (khatim), ou alors donner un ensemble de versets du Coran griffonnés sur une ardoise et lavé à l'eau simple (almi katib). Leur pouvoir tient à la valeur conférée à l'écrit sacré.

- Le *Chadaryntché* ou la pharmacopée composée essentiellement de plantes. Elle se transmet d'une génération à une autre. C'est un ensemble de connaissances données par des hommes **qui détiennent les secrets de la tradition,** se rapportant à des troubles divers. Il existe aussi chez les « Chadaryngué » des femmes âgées qui exercent ce métier en donnant des soins aux nouveau-nés, aux enfants et peuvent accoucher des femmes.

- Le *Bassaryntché* qui s'occupe des circoncisions des garçons et qui traite les accidents osseux (entorses, foulures, fractures...).

- Le *Tchaskytché*, qui est un sorcier mangeur d'âme, peut à certaines circonstances porter des soins contre un acte de sorcellerie provenant d'un autre malfaiteur. Mais il existe un autre type de « Tchaskytché » sorcier qui ne mange pas et qui est juste tombeur de sort et intervient comme un antidote au cas où un individu adviendrait à voir son âme mangée par un sorcier faiseur du mal.

- Le *Guamaryntché*, le voyant-guérisseur, ayant des fonctions thérapeutiques et divinatoires, acquiert ce titre grâce à une possession de la Margaï. Mais la Margaï, elle-même étant héréditaire, est une divinité de la montagne. Le *Guamaryntché* a la capacité d'invoquer les esprits supérieurs pour arriver aux fins.

- La *Margaï* de Baldjé qui est la plus grande divinité vénérée par tous les Dadjo est située dans le village de Baldjé, est le garant, le responsable de l'entité Dadjo.

- La référence à un dieu « local ou national », qui signifie « celui qui vient en aide », témoigne littéralement de la profonde spiritualité déjà présente et ancrée dans les mœurs de ces peuples dadjo.

Parmi les agents des pratiques thérapeutiques chez les Dadjo, nous retiendrons le « *Guamaryntché* » voyant-guérisseur et le « *Tchaskytché* » sorcier, qui sont des vrais opposants dans les pratiques traditionnelles et livrent à la dualité par actes interposés. Ces deux personnages sont ceux qui illustrent le mieux la conception de la maladie et de sa guérison dans l'imaginaire collectif ou la pensée traditionnelle dadjo. Leurs pratiques feront l'objet d'une description plus précise.

Notre travail sur la représentation culturelle de la maladie est centré sur une catégorie conceptuelle de pratiques induisant des significations particulières et des logiques culturelles dont il convient de saisir leurs fondements. Sigmund Freud ne définit-il pas la culture comme étant « la somme des actions et institutions par lesquelles notre vie s'éloigne de nos ancêtres animaux et qui servent deux fidélités : la protection de l'homme contre la nature (climat, animaux) et la réglementation des relations entre eux »[3] ?

Notre travail cherche à faire connaître quelques représentations culturelles des manifestations palustres et une étiologie pouvant évoquer des accès palustres dans la sphère « dadjophone » ; les soins et interprétations que peuvent leur donner les guérisseurs, même si leurs pratiques rituelles sont apparemment de natures différentes ou opposables les unes des autres, mais toutes relèvent du même univers : celui de la croyance et de la religion dadjo.

Dans la plupart des cas lorsqu'un neuropaludisme se déclenche, les manifestations de la maladie sont souvent à tort attribuées à des actes de sorcellerie ou mauvais sort.

Une maladie qui survient brutalement est souvent suspectée d'avoir pour origine l'action d'un sorcier et l'agent pathogène attaque le principe vital de la personne.

---

[3] Sigmund FREUD, *Le malaise dans la culture*, PUF, 1995.

Cette agression qui a pour principe la destruction de la personne humaine entendue au sens anatomique peut être aussi remédiée grâce à l'intervention d'un guérisseur.

Ainsi donc, les thérapies traditionnelles et les représentations culturelles trouvent des liens étroits dans les pratiques religieuses chez les Dadjo de Mongo. Telle est la constatation qui s'impose dès le début de mon travail et, c'est une chance pour moi, familier et fils du terroir de cette « vieille religion, la Margaï » susceptible de me permettre d'élucider les liens. C'est à partir d'observations lors de mon enfance concernant une société à laquelle j'appartiens que je chercherai à mettre en évidence le rapport entre les représentations culturelles et les pratiques religieuses.

En même temps que les thérapies traditionnelles, les représentations culturelles sont en voie de disparition. Mais l'aspect original et collectif de la religion hadjaraï est complexe et attire notre attention à plus d'un titre. Aussi, un travail sur les pratiques religieuses appelées à disparaître ou à exister s'est révélé urgent à notre sens. Avec la percée de l'islam et du christianisme dans le Guéra, comprendre la place qu'occupe la « Margaï » pour justifier le comportement des Dadjo est essentielle. Nous nous sommes donc consacrés à ces croyances religieuses auxquelles nous sommes particulièrement rattachées. Les populations dadjo en particulier et hadjaraï en général étant fort peu étudiées jusqu'à présent, il nous a paru utile de repérer leurs caractéristiques communes.

Pour réaliser cette étude, nous avons eu recours à plusieurs méthodes d'investigation. Une première source d'informations est basée sur des récits constitués à partir du vécu, étant natif de la région du pays hadjaraï, issu d'une famille dont le grand-papa était le prêtre de la Grande Margaï de Dadjo à Baldjé. Ainsi donc, les comportements religieux, les cultes célébrés, la simplicité des sanctuaires, les célébrations liturgiques codifiés ont été constatés dans un vécu au quotidien par une observation participante. Ensuite, les réflexions ont été approfondies par des connaissances de jeune âge où, durant l'enfance, nous avons eu l'occasion non seulement d'être proche du grand-papa, mais de vivre quelquefois les expériences d'un petit-fils présumé héritier. Aussi, nous avons eu plusieurs opportunités en tant que natif du Guéra de visiter les sanctuaires du vieux village d'Abtouyour, de voir Mataya, Melfi, Baro, Bitkine, Korbo-Golé, Barlo, Korlongo, etc. De plus, nous avons aussi eu le privilège d'assister à plusieurs célébrations de fêtes saisonnières.

Par ailleurs, nous avons complété cette approche par des investigations sur le terrain, tout en utilisant l'observation directe. Nous avons pu aussi utiliser des entretiens semi-directifs en ayant des entretiens avec des personnes issues des familles croyantes à savoir Younous MAHADJIR (petit-fils du prêtre de la Margaï de Baro), Ouradah BOUDIA (Melfi), Djibrine AZALO (Guadjira), Chahat HAMDAN (Dabara) et Ambachaïr GOUDJA (fille du prêtre de la Margaï de Baldjé), Halimé Goudja, Issa DAHALOP, Djibrine EHMAN. Nous avons également eu des discussions avec plusieurs autres personnes que nous avons connues lors de notre enfance, converties de nos jours en musulman ou en chrétien et vice versa.

Cependant, il convient de signaler que nous avons consulté une documentation de l'administration coloniale, des mémoires d'études et un certain nombre de publications de bulletins d'institut de recherche sur l'Afrique, qui nous ont beaucoup édifiés et apporté d'informations complémentaires. Mais nous regrettons dans une certaine mesure, l'envergure de la documentation qui décrit de manière simpliste et superficielle la Margaï en faisant l'amalgame entre des objets sacrés, les autels et autres objets rituels. Il convient aussi de préciser qu'en circonscrivant notre étude sur les thérapies traditionnelles chez les Dadjo, nous avons donc opté volontairement pour une étude privilégiant le niveau ethnique tout en tirant profit des recherches que certains anthropologues ont voulu produire. Des études locales détaillées ne peuvent se faire que par des Hadjaraï ou par des Tchadiens ayant grandi et vécu en pays hadjaraï. Cette étude dans laquelle nous nous sommes impliqués ne représente qu'un petit pas en raison de la multiplicité de nos langues. Nous souhaiterions que des chercheurs mieux qualifiés puissent s'investir davantage pour laisser des traces de cette croyance ancestrale qui tend à disparaître.

Il nous semble utile de signaler quelques points importants qui risquent d'agacer des Hadjaraï convertis par conviction ou par opportunisme à l'islam ou au christianisme. Nous nous sentons bien aise d'écrire ce livre qui est un essai d'histoire immédiate tout en leur demandant de délier les langues afin de donner l'envie à des enfants de trouver un parcours d'une culture ancestrale. Puis, sachant que la levée du secret n'est pas une chose facile dans toutes les ethnies du Guéra, nous encourageons vivement quelques intellectuels à diligenter des études dans leur clan. Nous comprenons en tant que Hadjaraï, personne d'autre et nous le répétons sans mâcher nos mots, personne d'étranger ne peut pénétrer une ethnie pour avoir des informations détaillées sur la Margaï. Il existe chez cette peuplade du pays des Hadjaraï, des codes, des secrets et des vocables qu'on ne peut connaître en raison de la multiplicité des langues.

À la fin de cette introduction, nous aimerions remercier tous ceux qui ont bien voulu répondre à nos questions. Il s'agit spécialement de Younous MAHADJIR qui, sans surprise, nous a avoué qu'il était le petit-fils d'un prêtre de la Margaï et qui se donnait le privilège d'assister son grand-papa. Nous remercions également Ouradah BOUDIAH qui, avec empressement et aisance, nous décrivait les miracles de la Margaï en mettant un accent particulier sur la protection de l'environnement.

A. Objet de l'étude et problématique

La Margaï, ensemble de dogmes et de rites, qui constitue la foi commune du groupe hadjaraï, le noyau de la croyance réside dans l'affirmation qu'il existe un être suprême, auteur de ce qui est fondamentalement utile aux valeurs du peuplement vivant dans un espace délimité appelé le pays de Hadjaraï. Dans cette religion en quoi nous limitons nos réflexions, cette forme de croyance qui, comme toute croyance est un autre savoir, une certitude intime qui s'affirme, affirme la réalité de son objet sans pouvoir se prouver et se démontrer. Il se forge une vision (anthropomorphe) de la Margaï (un justicier) qu'elle investit de demandes infantiles (protection, bienveillance, bonheur), sans ignorer les fonctions répressives (interdits, tabous) et les instruments de domination de la vie publique (conformismes des attitudes, éducation de base). Pour comprendre cette religion, son fonctionnement et le dynamisme qu'elle procure aux peuplades hadjaraï qui vivent dans ce bout de terre, désignons le Guéra, pays des Hadjaraï, qui révèle l'existence d'entités hétérogènes du point de vue social et économique. Cette foi religieuse – dont il est question – du centre du Tchad, s'impose comme une notion qui a toujours intéressé l'anthropologue colonial. Nos réflexions à ce sujet concernent la recherche se situant dans la lignée des grands travaux anthropologiques (Durkheim, Mauss, Godelier) dont l'intérêt porte sur la matérialité : qu'est-ce que la Margaï ? Un ancrage de la spiritualité dans le monde temporel ? Y aurait-il donc une réalité invisible qui prendrait forme à travers des objets (le pot en terre cuite, la chapelle), des individus (les hommes prêtres de la Margaï) ou la nature (les collines, les sommets et pics de montagnes sacrées) ?

Notre étude de pratique religieuse adopte une approche comportementale sans faire l'examen d'une action et sa réaction. Néanmoins, nos observations se concentrent sur la manifestation des émotions par les actes posés par les sorciers, les guérisseurs, les soins, etc. qui emmènent à se poser la question de savoir si cette Margaï-là qui s'impose au peuple hadjaraï comme une religion est-elle vraiment une croyance ?

En définissant le domaine de croyable comme un ensemble de présuppositions qui permettent la démonstration, Leibniz définit la croyance comme un moment négatif du savoir en établissant un lien avec la mémoire et souligne le fait qu'« il n'est pas en notre pouvoir ni en notre franc arbitre de croire ou de ne pas croire puisque la mémoire n'est pas une chose qui dépend de notre volonté ». À l'instar de Bacon, Leibniz trace aussi la voie d'une analyse de la croyance en termes de « gestion » ou d'économie pulsionnelle. La croyance « est au carrefour de la passion et de la raison. Être délivré de toute croyance comme possédé par sa croyance sont des situations limites ». Ce que souligne Bourdieu qui, mettant en garde contre la propension à traiter les croyances comme représentations mentales, affirme : « la fidélité religieuse s'enracine (et survit) dans des dispositions infraverbales, infraconscientes, dans les plis du corps et les tours de langue, quand ce n'est pas dans une diction et une prononciation ; que le corps et le langage sont pleins de croyances engourdies et que la croyance religieuse (ou politique) est d'abord une lexis corporelle associée à un habitus linguistique ».

Comme chez Spinoza ou chez Hobbes, la religion « fait l'objet de considérations d'utilité et d'efficacité ; elle relèverait d'une administration politique des passions. Peu importe la vérité en la matière ; l'important est qu'il y ait canalisation collective de la croyance, fixation du besoin de croire sur une croyance qui, d'être commune pourrait passer pour vraie ». Pour Spinoza, « La multiplicité des croyances aboutit à la neutralisation de la charge "dogmatique" de chacune d'entre elles ».

Avec la religion romaine analysée par Monika Linder et John Scheid, la croyance subsiste au fondement du rite sous la forme d'un croire essentiel : « les dieux existent et entretiennent avec les humains des rapports strictement réglés », ils sont réputés bons. Dès lors, l'accomplissement rigoureux du rite devient et relève d'une importance capitale. À travers le devoir rituel, les Romains attestent leur croyance en un ordre des choses et dans l'ordre de la cité. Ce qui signifie que la religion romaine est éminemment civique. M. Linder et J. Scheid indiquent que « Les dieux étaient conçus comme des citoyens et les rapports avec eux comme un pacte civique ». Dans l'observance scrupuleuse du culte, ce qui est en jeu est l'ordre même de la cité et toute infraction commise dans l'effectuation du rite par un individu portait atteinte à la communauté entière qui devait réparer cette faute.

Le contrôle social en pays hadjaraï s'accompagne de la même liberté de croyance mais relève du domaine privé car la religion de la Margaï est publique et s'intéresse au salut de la communauté. Ce qui veut dire que cette religion développe un culte centré sur la gestion de la communauté plutôt que sur le sort d'un individu.

La compréhension des phénomènes observés a été l'objectif de nos réflexions, plutôt que l'analyse d'un lien de cause à effet. Pour y parvenir, nous nous sommes entretenus avec des Hadjaraï, ce qui nous a permis de mieux appréhender cette notion de la Margaï en nous ouvrant à un monde affectif dont nous connaissons déjà l'existence. À ce niveau, nous saisissons une pratique sociale qui est une représentation culturelle, comme contenu d'une science à laquelle adhéreraient des sujets ; une pratique sociale qui renvoie à des constructions pragmatiques à travers lesquelles la vie donne sens.

À partir de notre terrain, terrain dans lequel nous sommes nés, nous avons vécu, dans lequel nous avons grandi et au sein duquel nous nous sommes interrogé sur la notion de croyance qui du point de vue religieux, nous a permis de constater qu'un « monde sensible » (Breton, 2007) est étroitement lié à cette foi (qu'est la Margaï), que les actions exécutées et les décisions qui sont prises par le Hadjaraï, en lien avec la perception d'un Être Supérieur (Dieu et/ou la Margaï), leur permettent de s'inscrire eux-mêmes, ainsi que leur entourage, dans une atmosphère de bien-être.

Notons bien que les thérapies traditionnelles que nous abordons dans ce travail sont un thème prépondérant, nous proposerons un discours théorique en analysant les thérapies dans leurs utilités, leurs effets ; et nous explorerons la propension qu'ont les Dadjo (cette ethnie du Guéra dont il est question dans notre travail) à s'ancrer dans un moment temporel et spirituel. Tous les Dadjo et au-delà, tous les Hadjaraï, à travers différentes situations, manifestent leur volonté d'obtenir un équilibre entre un environnement de bien-être et leurs croyances : c'est l'équilibre du temporel avec le spirituel. Il existe donc un principe qui organise le vécu dans le monde religieux hadjaraï.

Dans ce monde hadjaraï en effet, se dégagent de différentes situations, une même volonté d'obtenir une cohésion sociale, un équilibre spirituel, une harmonie morale, matérielle, humaine, environnementale, desquels découle un même sentiment de bien-être.

Le temporel – l'état de bien-être subjectif ou avec le collectif – semble prévaloir dans le chef de nos Hadjaraï tout en faisant la remarque que toutes les considérations temporelles s'alignent implicitement avec la spiritualité.

Si, comme le montrent nos premières questions, nous cherchions à comprendre comment se matérialisait la Margaï dans les thérapies traditionnelles à travers les discours et les pratiques des guérisseurs, des sorciers ou des contre-sorciers, nous devions proposer un travail qui articule nos réflexions autour de la problématique suivante : « Comment, à travers le vécu, les Hadjaraï, en général, les sorciers et les guérisseurs, en particulier, appréhendent-ils la notion de la Margaï ? ». À travers un terrain au sein d'une communauté dadjo, à laquelle nous avions additionné des observations dans d'autres lieux en pays hadjaraï (Melfi, Korbo, Baro, Bitkine et Abtouyour), nous avons investigué sur l'action de cet objet de recherche et sur l'action de l'être hadjaraï.

L'évolution de notre problématique se manifeste aussi à travers nos questions qui ont aussi évolué et se sont précisées : Comment la Margaï est-elle mise en avant à travers le discours ? Comment la Margaï devient-elle le tronc commun d'une pluralité d'univers religieux ? Comment les Hadjaraï perçoivent-ils la Margaï ? Finalement, comment les Hadjaraï vivent-ils l'expérience religieuse de la Margaï dans leur quotidien affectif ?

B. Le cadre de l'étude

1.1. Dans le passé, une anthropologie de l'affect dans le domaine de la religion a pris forme pour interroger la condition humaine à travers le prisme de la croyance au XIXe siècle. L'intérêt de cette anthropologie se portait sur les origines et l'essence des religions par les fêtes, les mythes, les rites et les pratiques. Cela semblait être autant d'éléments qui permettaient de classer et de répertorier les différentes religions.

Ensuite s'en est suivie la perspective évolutionniste du totémisme, de l'animisme, du polythéisme, du monothéisme et de la science comme dernier échelon de cette évolution religieuse. Les anthropologues se positionnaient sur un axe historique par rapport aux sociétés dites primitives ou traditionalistes, analysées sous le prisme de la modernité européenne (notamment Edward Burnett Tylor, James George Frazer). Ces anthropologues se faisaient les porte-parole de ces religions de par le monde, tout en réduisant les spécificités des cultures. Cette méthodologie comparative, qui mettait en exergue des traits communs aux religions, s'attachait à un regard ethnocentré et une structure commune. Certains ont cherché même une souche originelle à toutes les religions (Obadia, 2006 et de Sardan, 1995). Il s'en est suivi alors une anthropologie du religieux, s'écartant de ces approches évolutionnistes et ethnocentriques et cela conduisit les anthropologues qui (sans toujours y arriver) ont dû recentrer leurs réflexions sur l'Homme en tant qu'individu croyant et pratiquant. L'individu croyant s'est inscrit donc dans un double registre : *religare* (la cohésion d'hommes qui forment un groupe, c'est le lien entre les individus qui fait religion) et *relegere* (la capacité à créer, c'est le lien avec le croyant) (Poupard, 1993 : 62-63 et Turner, 1993 : 813).

Les anthropologues du religieux élargissent alors leur champ d'investigation aux différents domaines de la société : la concomitance des cultes et du monde politico-économique, l'importance de l'identité culturelle qui se joue à travers les rites, etc. Ainsi, de grands auteurs tels qu'Émile

Durkheim, Marcel Mauss, Claude Lévi-Strauss, Clifford Geertz, et Marc Augé, se sont saisis du thème de la religion non pas pour en dévoiler l'évolution et les fondements mais pour le faire apparaître dans une perspective plus sociétale (Obadia, 2012).

L'anthropologie du religieux n'est pas le seul courant qui permette de rendre compte de notre objet de recherche. En effet, étant donné qu'une réflexion sur les perceptions et les sentiments a émergé de notre terrain, nous nous devions de faire concorder une anthropologie du croyant et des émotions. Lévy-Bruhl, Radcliffe-Brown, Margaret Mead, Grégory Bateson, mais encore Marcel Mauss et Émile Durkheim sont autant de grands noms scientifiques qui proposent de prêter une attention particulière à ce domaine d'expertise. Cette anthropologie ne se limite pas à la simple description de la manifestation des ressentis. Certaines branches de ce courant s'inscrivent dans l'analyse de système de sens (le toucher, l'ouïe, le goût, etc.), sujet très prégnant sur notre terrain de recherche. Des auteurs comme David Le Breton permettent de nous guider dans les méandres de cette anthropologie de la cognition humaine (Wathelet, 2006).

Dans notre souhait de faciliter la compréhension de la Margaï, nous avons cherché à présenter « les thérapies traditionnelles » comme un phénomène objectivable. Dès lors, il nous fallait suivre un programme scientifique davantage impersonnel : c'est le cas des études de l'affect. Émergeant dans les années 1990-2000, ce courant a une vision moins spécifique, c'est-à-dire, une visée moins déterministe sur les émotions. En effet, si dans la langue française, l'affect est un synonyme d'émotion, l'anthropologue, lui, distingue ces deux termes. L'affect est une « intensité » (Mariani et Plancke, 2018 : 5), une « énergie » qui traverse l'être et les émotions en sont l'expression (Cassaniti, 2015). Il n'y a pas de différence tangible entre les émotions (basées sur la culture et le vécu personnel, ce que l'individu a intériorisé) et l'affect. Il s'agit d'un « continuum » : les émotions sont la manifestation de l'affect. L'affect est donc en amont aux émotions. Il n'est donc pas extériorisé, il ne se manifeste pas, si ce n'est à travers les émotions (2018 : 10).

L'affect est de l'ordre des idées, il est sous-jacent, et se situe en deçà de la réalité. Il est donc la souche commune à toutes les actions affectives. Il n'a pas d'ancrage dans la réalité car l'Homme, par essence, vit dans un cadrage (contexte, histoire, etc.). Il est donc autonome, indéterminé, et s'extériorise par les émotions. Les émotions sont donc la manifestation de l'affect et en même temps l'action de l'intensité affective. L'affect est du registre de l'abstrait mais son intensité prend forme à travers les émotions qui sont culturelles et personnelles. Ils s'inscrivent dans un cadre subjectif (Mariani et Plancke, 2018).

Nous cherchons à mettre en lumière l'invisible des phénomènes de la sorcellerie, ce que l'anthropologie de l'affect permet de faire (Mariani et Plancke, 2018). En même temps, nous ne traitons pas de ce courant de pensée sous un angle clinique, comme le propose Olivier Douville (Douville, 2012), mais sous l'angle des expressions (la manifestation des émotions) et de l'expérience du croyant, comme le proposaient Ruddolph Otto et Mircea Eliade, deux auteurs qui ont beaucoup influencé notre démarche car ils rendent compte de ce qui se passe dans le cœur de l'*homo religiosus*. Nous nous distancierons de leurs théories parce qu'ils expliquent tout à travers la transcendance (l'action divine) (Eliade, 1965 et Otto, 2015). Mais cet objet précis du domaine du croyant, nous le traitons à travers les relations entre les individus au sein de leur entourage duquel découle une atmosphère de bien-être. Nous avons ainsi rejoint Grégory Bateson qui propose une « écologie de l'esprit » (Bateson, 1977) : l'étude du réseau de relations interpersonnelles pour analyser un aspect de la vie sociale (Première partie). Partant d'une réflexion sur les thérapies traditionnelles, nous décrivons des manières d'être et de vivre avec soi et son entourage, desquelles ruisselle une essence de la foi traditionnelle. Ainsi, nous constatons qu'à travers l'expérience et les expressions de la Margaï, l'affect va de pair avec notre objet de recherche. Dans ce travail, il est question du bien-être subjectif et collectif en lien avec la spiritualité. Cependant, l'examen de ce lien se limite aux considérations relatives à la Margaï. Notre volonté n'est pas d'analyser le croyant sous le prisme de la santé mais simplement sous le rapport entre la croyance et le bien-être d'un point de vue médical. Notre recherche n'interprète le bien-être que du point de vue de l'harmonie sociale et avec le spirituel que le croyant Hadjaraï recherche à travers les situations (Deuxième partie).

Nous faisons le constat de voir que l'unité de l'Homme avec le spirituel suit différentes logiques en prenant en considération les réalités économiques et sociales. Celles-ci contribuent à l'harmonie dans le noyau familial ou avec les autres coreligionnaires du village et du pays hadjaraï. Cela permet un équilibre au niveau des relations sociales, un équilibre entre le temporel et le spirituel qui se maintient.

Par conséquent, ce que nous présentons c'est l'analyse de recherche, par le Hadjaraï croyant, d'un équilibre entre le temporel et le spirituel. L'évaluation du bien-être n'est pas notre préoccupation principale, mais l'intérêt réside dans le processus qui amène à cet état de bien-être dans lequel on découvre la notion de la Margaï. Raison pour laquelle nous affirmons que dans leur volonté d'équilibrer le monde temporel et spirituel, les Hadjaraï recherchent un état de bien-être. Alors, il est question d'un « quelque chose » : c'est l'expression commune à chacun des Hadjaraï qui permet d'exprimer la Margaï, cette chose indéfinissable, inobservable et mystérieuse mais ressentie qui se juxtapose à cet état de bien-être.

Pour terminer, nous ne manquons pas de souligner que notre intérêt se trouve dans la démarche des Hadjaraï et non dans leur croyance. Nous focalisons notre analyse sur les sens et les qualités que des individus habitant le Guéra dans le centre du Tchad attribuent à leurs comportements et attitudes (Bastide, 1967 et Laplantine, 2003). Nous constatons que le Hadjaraï ne fait pas un choix entre le cœur et la raison, c'est un continuum (Favret-Saada, 1994). Il fait un travail sur lui-même, il réfléchit à la meilleure situation pour lui et sa famille, le tout en conservant son unité spirituelle avec ses autres coreligionnaires qui sont en même temps ses compatriotes (Troisième partie).

C. Terrain

Nous avons fait le choix de circonscrire notre espace de recherche à une seule zone « pastorale » dans la région de Mongo. Cela nous a permis de faciliter notre réflexion. Nous avons pu observer un ensemble d'actes posés et d'interactions parce que, vivant dans la zone, l'occasion nous a été donnée de participer à plusieurs grandes fêtes de la Maragaï (Bourbourang, récolte, semence, etc.). Notre réflexion a évolué de manière dialectique dans nos observations. On observait ; on déconstruisait ces observations qui donnent ainsi sens à ce que nous avions vu et entendu. Dès que des Hadjaraï nous donnent l'occasion, nous leur faisons passer des entretiens durant lesquels nous discutions de phénomènes religieux, plus spécifiquement de la croyance et de la Margaï. Cette approche analytique entre le discours et la pratique, nous a préparés pour une ouverture des perspectives sur notre objet de recherche (Althabe, 1990 et Moussaoui, 2012).

Notre entrée sur le terrain s'est faite le plus naturellement possible puisque nous sommes natifs de la région, nous, appartenant à une lignée d'un desservant de la Margaï ; nous avons obtenu et apporté le sacrement (la boule de mil et la bière locale) en temps réel dans les autels. Étant jeune enfant pour s'engager personnellement et donner son avis, l'unité spirituelle et traditionnelle nous a été transférée et importée par les parents. Par l'onction (le sacrement du baptême), un acte a été posé et un sceau a marqué in fine notre être.

c.1. Lieux saints

L'ensemble des endroits dans le Guéra que nous avons visités (y compris les villages que nous avons fréquentés) correspond à l'appellation « lieux saints » dans ce travail.

Le choix des lieux saints pour l'analyse de notre objet de recherche suit des logiques soutenant notre procédure de recherche. IL est donc possible d'analyser des attitudes et des comportements assimilables à l'homme hadjaraï tout au long de la journée et en tous lieux, dans ce contexte religieux où ils sont les plus visibles. Et en assistant aux festivités et aux cérémonies, j'observais le sacrement du pardon (l'Eucharistie).

Ce choix de faire un terrain dans des lieux indiqués comme saints suit un échec méthodologique rencontré très tôt dans notre démarche. En effet, à l'instar d'Albert Piette qui nomme le « mode mineur de la réalité » (Piette, 1998, 2005), nous avions reçu à la naissance comme une volonté de suivre un desservant de la Margaï durant son quotidien et de faire l'ethnographie sur les petits détails « anodins » qui faisaient parler de notre objet de recherche. Nous avions donc ainsi accès au vécu des prêtres de la Margaï via les conversations et leurs pratiques via les observations au village. Nous avions reçu cela au sein d'un environnement familial, par le désir de l'entourage.

Nous avions suivi la technique de l'observation participante sur le terrain, en nous plaçant à l'intérieur du monde religieux tout en participant à la liturgie (nous communions, nous chantons, nous faisons les signes), le tout au sein d'une même unité pastorale (à Baldjé) à Mongo.

La pratique nous permettait de nous faire ressentir toutes les émotions et les perceptions.

c.2 Informateurs

Les sujets sur le terrain sont relativement âgés. La foi à la Margaï, de l'aveu de nos informateurs mêmes, fait face à un manque de renouvellement de sa communauté religieuse. Nous avons pu observer que les Hadjaraï qui composent des adeptes dans une même zone pastorale dans la même région ne sont plus légion. Nous avons juste constaté que dans les entretiens, lorsqu'on évoque l'esprit de la Margaï, un noyau d'individus se forme et revient à des époques lointaines sur les bienfaits de la religion au sein de la même zone.

Il n'existe aucune barrière séparant les Hadjaraï, eux et nous, étant nés et ayant grandi dans ce bout de terre et reçu le sacrement de l'Eucharistie, notre place est en accord avec le terrain. De plus, nous ne considérons pas les Hadjaraï comme différents de nous.

En ce qui concerne les entretiens, les informateurs sont tous des Hadjaraï et appartiennent à la même zone pastorale qui est le Guéra. En effet, il nous a semblé déceler une culture du Hadjaraï au sein du Guéra.

Dans le but de maximiser les différences, nous devions interroger un homme plus jeune pour avoir le choix de diversifier l'échantillon. De ce point de vue, notre travail a manqué d'éléments essentiels puisque tous nos interlocuteurs faisaient partie d'une même et seule génération. Bien que nous ne prétendions pas à une étude comparative de deux publics, nous n'avons toutefois pas pu constater des divergences d'opinions d'ordre théologique assez marquant car la nouvelle génération observe l'islam et le christianisme avec beaucoup d'intérêt. Mais ne remet pas en cause l'existence de la Margaï.

Nous nous sommes quand même limités à dix entretiens (avec huit informateurs) pour respecter les contraintes de pages de ce présent travail.

c.3 Démarche anthropologique

Sans entrer dans une analyse sur la potentielle sénilité des sujets que nous observons (la presque totalité des Hadjaraï que nous avons interrogés sont des personnes d'un âge avancé), nous y voyons d'intéressantes observations à réaliser sur ce qui fait le statut du chercheur au sein d'un lieu saint. En effet, conscients de la démarche scientifique, nous nous demandons si tout individu (catholique, protestant, athée, agnostique, d'autre confession) peut-il entrer dans un tel lieu saint qu'est le Guéra ?

Si oui, peut-on s'inviter dans un lieu saint parce qu'on est « Blanc » ou administrateur des colonies dans une optique de recherche autorisée ou si le chercheur doit préalablement demander une autorisation particulière ? À quelle question peut-on répondre et avec quel langage ? Ainsi, des questions se devaient d'être posées (Razy, 2014). Et dans nos investigations, nous remarquons que des Français avaient commis des infractions pour atteindre l'essence de la Margaï afin d'arriver à détruire une culture qui dérange.

À l'instar de James Russel, dans la continuité de cette réflexion sur le statut du chercheur, nous nous posons des questions sur la légitimité des ressentis du chercheur (Russel, 1991 cité par Jeudy-Ballini, 2010 : 134) : faisant une recherche introspective, le chercheur ne doit-il pas s'inquiéter de la validité de ses ressentis ? Les émotions éprouvées par un chercheur (non croyant) se situent-elles sur un autre registre émotionnel ? Est-il en droit de s'approprier ces épreuves émotionnelles ? Peut-il, en tant qu'être non religieux, chercher à en être la cible ?

Nos interrogations se sont prolongées sur l'identité même du Hadjaraï : était-ce la simple présence au sein du Guéra qui faisait d'un individu un Hadjaraï, ou était-ce sa participation à la liturgie ?

S'agissait-il d'un statut ou d'une identité ? Par exemple, est Hadjaraï, tout individu croyant aux divinités de la Margaï, ou le terme désigne-t-il l'appartenance à un groupe d'individus d'une zone pastorale ou d'une unité pastorale ?

Dans le but de finaliser nos observations, on s'est joint souvent aux pratiques liturgiques et nous nous interpellons sur les difficultés qu'infère la participation à celles-ci. La liturgie des Hadjaraï met le corps et l'esprit à contribution. Le desservant de la Margaï se lève et s'assied, il écoute, il communie et prie, il danse et les gestes et les émotions des célébrations sont tellement grands. À ce moment de transe, nous sommes pris nous-mêmes par l'homélie ou les paroles des chants que nous observons et puis nous éprouvons nous-mêmes émotionnellement le moment et nous nous sentons impliqués par des ressentis qui émergent en nous.

Suite à ces réflexions, notre recherche a pris un dernier tournant épistémique.

Pour maximiser nos découvertes sur les affects (les ressentis, les perceptions, les sensations et les émotions), on prêtait une grande attention à la relation d'intersubjectivité : c'est un processus interactif qui articule savoirs, émotions et perceptions de l'altérité auxquels l'individu se lie durant l'interaction. Selon Déchaux (2011), cette capacité d'ajuster sa propre compréhension personnelle à celle de l'altérité est déterminée par l'interaction, l'expérience et le contexte.

Les émotions sont déterminées, notamment par l'interaction, par le vécu et le contexte ; alors que l'affect est toujours déjà là, c'est une intensité qui répond aux « stimuli du monde » (Mariani et Plancke, 2018 : 5) de manière inconsciente.

Si c'est l'intersubjectivité qui nous a permis d'analyser la Margaï, c'est en réduisant cette relation à un niveau abstrait que nous nous sommes rendu compte de la transversalité de l'affect et de sa concomitance avec la Margaï.

D. Méthodes

La Margaï étant une notion immatérielle, nous avons veillé à rendre compte de la manière la plus fidèle possible toutes les subtilités de notre objet d'étude. Le terme Margaï est très hétéroclite. Chacun de nos intervenants et même les anthropologues de la colonisation y ajoutent et y soustraient des caractéristiques. Pourtant, une essence de la Margaï est partagée par tous les Hadjaraï. Sur le terrain, nous avons appliqué depuis le bas âge, une double méthodologie : la phénoménologie et l'auto-ethnographie ; nous y avons ajouté au cours de notre étude, les entretiens qui ont été le support de ce travail. À travers leurs discours du et sur le Hadjaraï et la pratique qu'ils en avaient, leurs parcours personnels (enseignement de la doctrine, instruction de la foi religieuse) et leur avis sur les questions d'actualité (en rapport au desservant), nous avons eu une description très ancrée et personnelle, de l'expérience subjective, de nos interlocuteurs (Imbert, 2010). L'analyse, quant à elle, suit le paradigme de l'énaction : nous examinons et déconstruisons les actions, dialogues et interactions des sujets lors des entretiens et observations durant le temps de la cérémonie.

De cette analyse où les comportements et les attitudes sont les éléments de première importance, on constate qu'un même modèle de vie en ressort : ils suivent la même ambition de bien-être à travers l'harmonisation du temporel et du spirituel, c'est-à-dire l'équilibre entre le confort personnel au sein du village et les désirs de l'entourage.

En effet, en partant de l'ensemble des données collectées, un constat se forme : un phénomène ne cesse de ressurgir sur le terrain, celui de l'affect. À première vue frivole par son inconsistance, il devient le dénominateur commun de la recherche sur la Margaï. En déconstruisant les expériences et les expressions du desservant, on remarque que l'affect est le phénomène transversal de la recherche. Il a deux registres d'analyse : il se manifeste (actif) à travers les émotions, la mise en scène, les paroles mais il se situe en deçà des situations (passif) (Lavigne, 2010 et Cassaniti, 2015). C'est la raison pour laquelle ce travail a été scindé en trois parties : la première analyse, les caractéristiques manifestes de la Margaï. La deuxième met en avant les affects (les émotions, les perceptions, les ressentis) et la manière avec laquelle ils sont utilisés par les sorciers et les guérisseurs pour témoigner de leur puissance religieuse. La troisième synthétise l'affect comme étant l'élément parallèle de la Margaï. Pour faire cela, nous devions nous-mêmes éprouver ces situations pour découvrir la Margaï. Raison pour laquelle la méthode auto-ethnographique (l'analyse réflexive du chercheur sur lui-même) appliquée à la Margaï a permis de ne verser ni dans une conception idéaliste ni dans une conception matérialiste de notre objet d'étude.

d.1 Les entretiens

Les entretiens suivent la technique semi-directive. Nous investiguons sur le Hadjaraï croyant ou non, nous discutons avec l'interlocuteur sans suivre scrupuleusement un

« canevas » (de Sardan, 2008). En effet, dans cette approche qualitative, il est nécessaire de laisser son vis-à-vis s'exprimer librement et l'écouter attentivement.

Le questionnaire ne leur étant pas destiné (ils ne le lisaient pas, nous ne le lisons pas), nous formulons les questions de manière qu'elles nous soient le plus facilement exprimables (nous devions être capables d'énoncer les questions spontanément). Raison de plus pour que notre interviewé rentre plus aisément en phase avec la sensibilité. En effet, forts de notre expérience du terrain, nous savons que la notion de la Margaï est sacrée et taboue ; elle est comprise différemment selon les informateurs, on devait l'ajuster à chacun d'entre eux. L'évolution de notre questionnaire traduit donc une intention de simplifier les entretiens (de Sardan, 2008).

Une logique de compréhension non causale est à l'œuvre. Par exemple, il n'a pas été question de chercher à expliquer pourquoi les informateurs croient à la Margaï, mais de répondre à la question du comment ils y croient. C'est la raison pour laquelle il est important de saisir la subjectivité de l'expérience religieuse de la Margaï propre à chacun.

Pour comprendre ce phénomène, les interlocuteurs ont été encouragés à parler autant sur la religion en général (comment eux la percevaient) que sur la Margaï. Toujours pour répondre à une intention de simplicité, nos entretiens suivent une même structure : d'abord, nous posons (notre interlocuteur et nous-mêmes) les bases de cette compréhension du phénomène religieux et ensuite nous posons des questions qui permettent d'alimenter nos réflexions personnelles :

1. « Comment définissent-ils la Margaï ? »

2. « Comment définissent-ils la Margaï sacrée ? », « Qu'y a-t-il de sacré selon eux dans la Margaï ? » et « Comment rend-on sacrée la Margaï ? ».

d.2 La phénoménologie

L'expérimentation du sacré a été décrite de manière sensorielle. Structurés par l'historicoculturel, le social et le contexte in situ, un « monde sensible » (Breton, 2007) est omniprésent dans le discours. Les sens (toucher, goût, auditif, odorat et vue) sont autant de facteurs déterminants du bien-être personnel durant le temps de la vie.

Les réflexions sur le sensible et le perceptible devenant centrales à la recherche, des questions ont émergé : comment le corps du desservant devient-il l'intermédiaire de la Margaï ? Comment, en se mouvant, dans et avec le monde physique, surajoute-t-il une qualité sacrale à cet environnement ? C'est la phénoménologie qui est un courant philosophique européen initié par Edmund Husserl (et son assistant Martin Heidegger au XXe siècle). La phénoménologie se veut être l'étude de ce qui apparaît dans la conscience, l'expérience vécue : en déconstruisant l'action individuelle, le chercheur analyse le contenu de la conscience, de « “la chose même” que l'on perçoit » (Lyotard, 1954 : 5).

C'est une science de l'invisible : il est nécessaire que le chercheur éprouve ces phénomènes afin d'en rendre compte. Ainsi, cette approche permet un retour sur le monde naturel, d'en dévoiler les significations à travers le vécu et la prise en considération de la conscience (Humeau, 2004).

Cette conscience étant intersubjective et située, l'anthropologue prend le cadre de l'émergence de l'objet d'étude tout en faisant un traitement phénoménologique.

Ainsi, le phénomène perçu par le chercheur est donc l'action dépendante de l'objet et du sujet. Il en prend acte et rend compte de la situation de cette perception : durant la conception des hypothèses de recherche, il faut les réduire « aussi bien sur le rapport qui lie le phénomène avec l'être de qui il est le phénomène, que sur le rapport qui l'unit avec le **« Je »** pour qui il est le phénomène » (1954, p. 5). C'est-à-dire, percevoir la Margaï en tant qu'objet indépendant de l'informateur et du chercheur.

d.3 L'auto-ethnographie

La compréhension des ressentis des prêtres de la Margaï n'a pas directement été accessible car leur panel émotionnel ne nous était pas lisible. Il nous fallait une perception propre de la Margaï, une perception en « Nous intime » (Godelier, 2007 : 53-55). Tous les intervenants parlent des sentiments et des ressentis qui les animent mais on ne sait pas de quoi il était question ni comment en parler car ces sentiments nous étaient étrangers. C'est la raison pour laquelle nous avons cherché à faire l'expérience de ces émotions. L'observateur devenait l'objet de sa recherche (Augé, 1989).

Ainsi, la méthodologie se situe aux antipodes de celle prônée par certains ethnographes (Hayano, 1979) : il ne fallait pas que se crée une distance émotionnelle avec le groupe d'individus qu'on observe mais, au contraire, qu'on imite leurs émotions et qu'on analyse les réponses du corps vis-à-vis du lieu (église, monastère, cathédrale, autel), du moment (liturgique), de l'acte qu'on pose (communion, génuflexion). L'imitation permet, en plus de s'assimiler aux groupes de croyants, d'acquérir de nouvelles réponses psychosomatiques (la conjugaison du corps et de l'esprit.). En effet, l'imitation est une performance à l'origine du processus de conditionnement : plus que « faire comme si », on doit véritablement faire un avec l'assemblée pour faire siennes les émotions et sensations qui transitent durant le culte.

C'est la partie auto-ethnographique du travail qui reproduit les expressions du corps et qui permet de s'identifier à autrui. Cet échange intersubjectif permet de faire résonner en soi des émotions qu'on ne ressentait pas et, par écho, de s'accorder aux leurs (Soussignan, 2009). Cet ajustement est de l'ordre de l'appréhension pour saisir ce qui se passait dans le cœur des êtres religieux (Favret-Saada, 1977).

Ce travail a été possible grâce à des stratégies cognitives que nous avons eu la chance d'acquérir et d'assimiler sur le terrain dès le jeune âge. Elles sont similaires à l'acte « d'aperception pratique » (Wacquant, 1989 : 62). Cette méthodologie a une place importante sur le terrain, étant donné qu'on se place comme un observateur actif, on doit participer à la liturgie et éprouver émotionnellement l'environnement qui nous entoure.

d.4. L'énaction comme modèle d'analyse

L'énaction est une réflexion qui prend ses origines dans l'autopoïèse, concept inventé par Humberto Maturana et Fransisco Varela en 1972. Ce mot est issu du « grec [αὐτό] auto (soi), et poien [ποιεῖν] (produire) » (Varela, 1989 : 45 cité par Penelaud, 2010 : 3). Cette notion qui provient du champ des sciences biologiques, invite à dépasser « la dualité organisation/structure [...] d'un système » (Varela, 1989). Les deux caractéristiques étant simultanées, l'énaction agit de même et réduit la portée de la réflexion.

L'énaction n'est pas l'analyse de l'individu et de l'objet en tant qu'entités différenciées (structurante et organisante) mais c'est l'examen du « processus qui les lie » (Penelaud, 2010 : 6).

Cette théorie se caractérise à travers le terme en lui-même que Varela, Thomson et Rosch ont choisi pour définir leur paradigme : *to enact*. L'énaction se définit par l'action de « susciter, faire advenir, faire émerger » (2010, p. 7) ce qui cristallise l'entre-deux originel du sens : « la cognition, loin d'être la représentation d'un monde prédonné, est l'avènement d'un monde et d'un esprit à partir de l'histoire des diverses actions qu'accomplit un être dans le monde » (Varela, Thomson et Rosch, 1993 cité par Penelaud, 2010 : 7).

L'énaction se situe donc à un niveau pré-réflexif : cela traduit la volonté de conscientiser l'inconscient. Varela incite à éprouver soi-même les phénomènes pour aller « en deçà » (Penelaud, 2010) de ceux-ci. Il s'agit donc d'un « processus » qui rend compte de la « co-émergence du monde et du soi » (Petitmengin, 2006). Le modèle de l'énaction nous permet une analyse de l'action d'un point de vue de l'affect concernant le phénomène de sacré.

L'exercice de l'énaction et la méthode phénoménologique sont donc concomitants. Dans le cadre de ce travail, on se demande comment le phénomène de la Margaï existe, fait exister et est existant. Si on prend en considération la conscience que le prêtre a du sacré, on va d'abord l'analyser « dans son opération logique » qui fait exister le sacré car elle nous permet de conscientiser le phénomène.

Notre réflexion débute par comprendre la conscience de l'être religieux qui est le desservant : comment il produit le sacré et se le représente. On commence donc par prendre en considération les critères de distinction de la Margaï (à travers les entretiens et le vécu) : elle est indéfinissable et est mystérieuse. In situ, nous avons tour à tour observé les lieux saints et les desservants qui les composent, et nous avons cherché à éprouver émotionnellement le phénomène de la

Margaï sacrée. De manière réflexive, nous avons analysé nos ressentis : comment le phénomène de la Margaï fait sens pour nous, comment nous percevons les distinctions entre notre appréciation de l'objet et celle des autres. Nous faisons le constat alors de voir que la Margaï est à la fois dépendante et indépendante du desservant. Cette notion ne réside pas uniquement dans le sens que l'Homme lui octroie. Elle est aussi perçue comme une forme mystérieuse (inexprimable). La Margaï, sacrée, surgit et est surgie.

Ainsi, le terrain implique une triple démarche qualitative : (1) l'auto-ethnographie qui consiste à éprouver l'expérience personnelle avec un regard réflexif et, dans un même temps, (2) la phénoménologie, qui est l'analyse de l'expérience religieuse de la Margaï (on l'éprouve personnellement et on le perçoit à travers l'œil de l'altérité). Cela a été rendu possible grâce (3) aux entretiens qui ont contribué à ouvrir la réflexion sur la subjectivité de l'univers religieux. Le thème qui est abordé nécessitant autant une approche épistémique (le discours sur le desservant) que phénoménologique (le vécu du desservant), nous appliquons indifféremment ces méthodes sur le terrain (Déchaux, 2011).

PREMIÈRE PARTIE :

LES PRATIQUES RELIGIEUSES

CHAPITRE I.

Présentation de la région et groupes culturels

1.1. Le Guéra et ses Hadjaraï

Le Tchad est situé en plein cœur du continent africain et fait frontière avec : au nord la Jamahyria arabe libyenne, à l'est le Soudan, au sud la République centrafricaine, à l'ouest le Niger, le Nigeria et le Cameroun. Le pays tchadien est un puzzle ethnique dans lequel le groupe hadjaraï est l'un de ceux qui le composent.

Le pays hadjaraï lui-même situé en plein centre du Tchad, se trouve à environ 400 kilomètres de N'Djamena, la capitale. C'est le centre montagneux tchadien du Guéra (1 613 m) d'où la région tire son nom. Son paysage est une plaine qui associe des montagnes et des collines.

La région du Guéra est marquée dans son entité de la présence des montagnes dont les sommets les plus hauts sont l'Abou Telfane (1 500 m d'altitude) et le Guéra (1 613 m). Ce centre montagneux tchadien contient la quasi-totalité de ce groupe ethnique, le Hadjaraï ; mais en réalité, ces populations en question débordent de cette limite administrative pour s'étendre à travers des parcours migratoires dans les autres préfectures avoisinantes : le Batha, le Salamat, le Ouaddaï, le Chari-Baguirmi et le

Salamat. Le paysage de ce bout de terre tchadienne, fait de plaines montagneuses aux terres argileuses, argilo-sableuses et granito-gnessique que parcourent quelques cours d'eau intermittents.

Dans ce Massif central tchadien, les villages, quelle que soit leur appartenance ethnique, présentent la particularité d'être blottis au pied d'un massif au point de faire corps avec le rocher. Ce qui explique que les plaines dans cette région du Tchad sont presque inhabitées. Hadjaraï vient du terme arabe-tchadien ou arabe vernaculaire « hadjar » qui signifie « pierre », in extenso rendu par « montagne ». Cette appellation dérivant d'une simple notion du milieu physique traduit le fait que ces habitants de montagnes ont tous et presque toujours vécu au pied des massifs montagneux. Mais cette commode appellation rassemble sous un même vocable des groupes qui se croient différents tout en offrant des similitudes. Les Hadjaraï vivaient dans des villages qui étaient construits dans un contrefort ou au sommet des montagnes. Autrefois, ces montagnes leur servaient de contrefort et ont constitué des lieux d'habitation. Et justement, ces peuplades hadjaraï, possédant des tempéraments fortement guerriers, ont échappé à l'infiltration arabe grâce à la protection que leur offraient les montagnes. Aujourd'hui, beaucoup de ces villages possèdent encore leurs sites anciens, d'autres ont définitivement abandonné – parce que semble-t-il, l'ancien président de la République (François Tombalbaye) a voulu les « civiliser » au **« Yondo »** ou pratique animiste des peuples du Sud. On les a obligés tous à abandonner leurs sites anciens afin d'occuper les plaines en dehors des montagnes. Mais, à vrai dire, le gouvernement à délocaliser les villages pour plusieurs raisons particulières parmi lesquelles :

1°. La région a vu naître dans les entrailles de ses montagnes, une rébellion qui cherchait à renverser le président en exercice dans les années 1960.

2°. Étant donc une région guerrière par ses origines montagnardes, le Guéra possédait énormément des armes à feu enfouies dans les grottes par les anciens combattants de l'armée française de la guerre mondiale. C'est l'une des régions qui a fourni les premiers et le plus grand nombre des tirailleurs sénégalais au général de Gaulle lors de la Seconde Guerre mondiale. Après la capitulation de l'Allemagne, chaque ancien soldat revenait dans son pays, ramenant dans ses bagages une arme à feu.

3°. L'armée tchadienne était confrontée à des difficultés de contrôler la circulation des personnes et des biens, poches de rébellion dans les villages situés dans les montagnes.

Mais pour une raison inavouée, la colonisation française, dans le but de faire un État moderne et obtenir une configuration unitaire du Tchad, a orienté l'ensemble des communautés du pays en modifiant en même temps toutes les sociétés locales. Cette vision est attestée par un extrait d'une lettre datée du 12 septembre 1941 du gouverneur général de l'Afrique-Équatoriale Française, Monsieur Félix Éboué, adressée à son gouverneur de colonies, Monsieur P. Hersé en s'exprimant ainsi :

« *Les recherches de cet ordre aident à une meilleure connaissance et à une meilleure compréhension de l'âme de nos populations noires, elles nous en facilitent l'administration* ».

L'administrateur Hersé, chef de division de Melfi de 1939 à 1941, parcourt les villages pour étudier la Margaï.

Quoi qu'il en soit, l'entreprise coloniale s'est simplement affirmée en exigeant aux autochtones du Guéra d'abandonner leurs montagnes et s'installer en plaine. Le Guéra jugé subversif par nature devrait être puni collectivement. En ces montagnes, se cache la bête indomptable qu'est le FROLINAT. Car en pays hadjaraï, dans cette région du Guéra montagneux berceau du FROLINAT, les militants sont incontrôlables. Et pour couper les combattants des proches, des sympathisants et faciliter la surveillance des populations, la France a méthodiquement vidé les montagnes. Les chefs récalcitrants ont été évincés et abandonnés au pied des montagnes, leurs pouvoirs ont été contestés, leurs enfants intégrés dans des écoles chrétiennes et d'autres chefs ont été nommés et installés à leur place.

L'organisation de cette villagisation se révèle une constante de la guerre française au peuple hadjaraï depuis la colonisation. Les villages ont été vidés de leurs habitants et rasés sous prétexte de civiliser le Guéra, en réalité, parce que les maquisards du FROLINAT, dès 1966, y trouvaient accueil et refuge. La politique menée par Tombalbaye lui a été justement attribuée par la France pour éviter de prêter le flanc aux critiques des Hadjaraï. Quoi qu'il en soit, ce déplacement massif s'est fait dans une extrême violence. Toutefois, le travail de déplacement des populations a été attribué à François Tombalbaye pour occulter la responsabilité française.

Les Hadjaraï qui constituent une unité culturelle[4], se composant de plusieurs sous-groupes, est un puzzle ethnique ou tribal. Chaque tribu possède un parler propre, occupe un espace territorial spécifique aux limites bien définies et avec un mode de gouvernance qui lui est propre.

Ces Hadjaraï montagneux qui ont résisté aux influences arabes sont restés réfractaires à la pénétration de l'islam et

---

[4] Jeanne-Françoise VINCENT, *Le pouvoir et le sacré chez les Hadjaraï du Tchad*, p. 3 et 5, Paris, 1975.

du même coup attachés à la religion de leurs ancêtres. À l'écart dans les concessions ou au pied des montagnes, des petits édifices de pailles ou corps de garde abritent la Margaï, la divinité des montagnes. C'est une société très ancienne qui demeure intacte dans ses traditions, l'homme comme la femme reste à moitié nu, portant seulement un caleçon (cache-sexe)[5]. Toutes ces peuplades ont donc en commun un genre de vie, une économie, une religion, une organisation sociopolitique, des mœurs qui les distinguent de leurs voisins et par ailleurs constituent leur spécificité.

Les populations hadjaraï présentent une physionomie complexe comme bien des peuples d'Afrique. Les Hadjaraï ne sont pas des autochtones du Guéra, leurs traditions les ont fait venir de l'Est, c'est-à-dire du Soudan et peut-être de l'ouest de l'Égypte[6]. Venus en envahisseurs dans le massif montagneux, leur pénétration a pris l'allure d'une migration par petits groupes pour se fixer dans la région il y a environ quatre siècles. Chaque ethnie a adopté dans ses traditions, le nom de colline qui lui a servi de relais avant l'installation définitive. Les légendes racontent que les nouveaux arrivants qui, conservant le souvenir d'habitants solitaires, se sont unis aux premiers par le mariage tout en cherchant à améliorer l'existence plus fruste et précaire des autochtones. Après l'installation définitive des groupes ethniques, la composition du peuplement a varié suivant chaque village qui représente un monde clos. Au-delà des divergences linguistiques et institutionnelles, certaines ressemblances culturelles ont contribué à unifier l'ensemble de grandes familles. La classification que l'on peut faire des grandes familles reste valable pour le passé car les croyances et les

---

[5] A. LE ROUVREUR, *Sahéliens et sahariens du Tchad*, Paris, 1962.

[6] J. MEROT : « Note sur le peuplement de la subdivision de Mongo », in Comptes rendus de la 1re conférence internationale des Africanistes de l'Ouest. FAN, 1951.

habitudes d'autrefois continuent à orienter la vie quotidienne des Hadjaraï.

On distingue quatre grandes familles parmi les Hadjaraï totalisant dix-neuf groupes ethniques :

- Une famille du Nord située dans Mongo, groupant Kenga, Dangaléat, Djonkhor Guéra (Moukoulou), Bidio, Djonkhor Abou Telfane (Migami) et Dadjo.
- Une famille du Centre-Ouest, située dans Melfi, groupant Sokoro, Baraïn, Saba, Grands Bolgo, Boa.
- Une famille du Centre-Est, située à la fois à Melfi et Abou-Deïa, groupant Djonkor Abou-Deïa([7]), Mogoum, Massenié, Torom.
- Une famille du Sud, située dans le canton de Daguéla à Melfi, groupant Petits Bolgo, Fanian et Goula.

Puis trois groupements différents sont venus s'installer en nomadisant dans les plaines entourant le Massif central tchadien.

- Une famille arabe venue de l'Est par groupes :

Les Salamat se sont fixés dans les plaines entourant le Massif, au Sud-Est non loin de Barh Salamat (appelés Arabes Salamat), un autre groupe d'Arabes s'est installé au Nord-Ouest dans la plaine de Dakakiré (appelés Arabe Dakakiré) ; ensuite, les Ouled Rachid se sont installés surtout à l'est du Massif. La sédentarisation des Salamat et des Ouled Rachid n'était pas complète car ils nomadisent toujours en saison sèche avec leurs troupeaux. Les Arabes Missériés constituent un troisième groupe arabe qui nomadise dans le nord du Massif avec leurs bœufs.

Tous ces Arabes qui ne pénètrent que très peu dans le Massif montagneux et qui se cantonnent dans les plaines,

---

[7] Les trois Djonkhor portant le même nom ne sont pas apparentés.

ont eu jusqu'à une époque récente le moins de contact possible avec les Hadjaraï qu'ils traitent de Nouba (les noirs, les nègres, originaires de la Nubie).

La forte personnalité qui perce à travers les coutumes et les religions des Hadjaraï a été peu modifiée par le passage et la sédentarisation de ces Arabes qui n'étaient en réalité pas islamisés.

- Une petite fraction des Fallata venue d'Adamaoua s'est aussi fixée à l'ouest du Massif dans les plaines dominées par les montagnes de Gogmi et de Melfi. Leur apparition est postérieure à celle des Arabes.
- Un troisième groupe formé des évadés, originaires du Guéra, déportés de gré ou de force par les royaumes du Baguirmi et du Ouaddaï sont revenus s'installer dans leur région d'origine.

De tous ces trois groupes vivant dans le Guéra, les Arabes constituent le nombre le plus important qui n'a jamais eu de relations de nature étroite et franche avec les Hadjaraï. Mais l'arabe Turkou, imposé par l'administrateur colonial comme langue nationale, est aujourd'hui parlé dans tous les villages du pays hadjaraï.

L'Arabe et l'islam ont fait un progrès énorme ; aussi bien le Français que le christianisme dans le pays des Hadjaraï. Aussi, je me suis donc consacré à travers mes réflexions sur les thérapies traditionnelles et en même temps aux anciennes croyances religieuses qui tendent à disparaître.

Dans cette réflexion essentiellement narrative, je ne peux que dresser un tableau descriptif des circonstances vécues dans mon enfance. Des précisions et des corrections peuvent être apportées par des études plus approfondies. À présent, l'aspect collectif de la religion hadjaraï reste influencé par la vie des Français et celle des Arabes, alliant Jésus-Christ et le prophète Mohamad.

1.2. Les Dadjo

Situé dans la partie septentrionale du Tchad, le pays Dadjo de Mongo forme une enclave au sein de la population « hadjaraï », habitant les montagnes. Cette région de la préfecture du Guéra, située en plein centre du pays, se trouve à 500 kilomètres de N'Djamena la capitale.

En effet, l'histoire très controversée des Dadjo du Tchad trouve sa source de départ dans la vallée du Nil ou l'ancien Soudan occidental ou Darfour, actuellement appelé Soudan, jadis un pays aux paysages arides et aux peuples meurtris par la dictature des hommes, particulièrement, des conquérants arabes, anglais et français. Spiritualité, mystères, orgueil et culte de personnalité et de violence sont quelques-uns des points qui pondérèrent ce peuple dont il convient de se référer à l'origine mythique pour apprécier son passé historique et anthropologique.

Les Dadjo sont un peuple patrilinéaire et patriarcal, cultivateur de mil, de sorgho, éleveur de moutons et sédentaire, qui connurent des approximations d'approches longtemps discutées aussi bien sur son origine que son existence.

Les Dadjo de Mongo, dont le canton se situe dans le nord-ouest du Guéra est l'un des sous-groupes ethniques que compose la région. La société dadjo compte environ 50 000 personnes et appartient aux populations de type dadjo, habitant plus à l'est du Tchad (Dar Sila, Amdam) et à l'ouest de Darfour (au Soudan) dont la langue reste commune. Cette population soumise à l'influence de l'islam porte des habits comme les Arabes et leurs pratiques animistes sont souvent cachées aux étrangers comme une intimité discrète possédant un caractère honteux.

En fait, l'introduction de l'islam dans les sociétés négro-africaines endogènes, notamment Dadjo, a pour effet immédiat, la confrontation et la reproduction avec les nouvelles valeurs rituelles : rituels endogènes et rituels islamiques. C'est un syncrétisme exprimé sous le sceau d'une unité fonctionnelle : germes ou bribes des croyances désormais coexistentielles et évolutionnelles.

Venus de l'Est, les Dadjo, selon leur origine mythique, ont émigré à la suite de leur chef qui aurait enfourché une antilope. Monté à califourchon sur une antilope, le chef dadjo devait organiser une parade. Hélas ! Son antilope l'avait emmené au loin et une partie de sa population fidèle, l'aurait suivi pour trouver ses traces.

Ainsi, les Dadjo partis à la recherche de leur chef de l'est vers l'ouest, ont échoué dans le Guéra, région dans laquelle ils ont élu domicile. Mais les Dadjo de Dar Sila assurent que leurs frères de l'Ouest se sont détachés d'eux.

Depuis ce temps-là, les Dadjo ont établi domicile dans les localités désormais tchadiennes de Banda, Eref, Douziat, Abreche et Dar Sila, localités qui eurent leur résistance historique suite aux conquêtes françaises et aux tracés des frontières lors de l'exploration d'une part et de la colonisation d'autre part.

Les Dadjo qui furent les premiers maîtres connus du Ouaddaï historique laissèrent au XIe siècle la place aux conquérants, toujours, et c'est probablement dès cette époque qu'ils se divisèrent en deux moitiés et cherchèrent refuge au voisinage des grands massifs de Dar Sila et de l'Abou Telfane[8]. Et l'auteur croirait savoir que le royaume du Ouaddaï aurait dû sa création grâce au groupe des Dadjo intégrés dans les populations montagnardes des Hadjaraï actuels.

---

[8] Albert LE ROUVREUR, *Sahéliens et sahariens du Tchad*, p. 124.

Le royaume du Ouaddaï remonterait au moins à cinq siècles.

Mais René-Joseph Bret, administrateur colonial qui relate le rôle historique du Sila dans ses écrits, mentionnait :

« Le Sila est un petit pays qu'il vous est réservé de reconnaître et dont l'indépendance a toujours été à peu près complète envers ses puissants voisins. On a pu y faire des incursions rapides et fructueuses, mais jamais les sultans d'El-Fasher ou d'Abéché n'ont pu le soumettre. Sa population principalement est constituée par des Dadjo, race la plus ancienne du Darfour, qui, dans ses migrations, s'est établie vers l'Ouest jusque dans l'Abou Telfane.

L'humeur indépendante des Dadjo, la nature montagneuse de leur pays, leur grande aptitude à utiliser les terrains difficiles et les obstacles naturels développés par le sport national de la chasse et de la recherche du miel, paraissent être les principales raisons qui ont sauvegardé l'indépendance du Sila. Il ne paraît jamais avoir payé au Darfou et au Ouaddaï que des tributs irréguliers et peu importants. »[9]

En tout état de cause, les Hadjaraï semblent posséder en commun, leur patrimoine culturel riche en rebondissements historiques.

1.3. Le groupe hadjaraï non intégré

Les Hadjaraï, ces montagnards dispersés à la hauteur du 11° parallèle du vaste Massif central tchadien appartiennent à une même culture. Parmi eux, situés au cœur de l'ensemble ethnique, se trouvent des Arabes (Salamat,

[9] René-Joseph BRET, *Vie du Sultan Mahamat Bakhit, 1856-1916, la pénétration française au Dar Sila*, Tchad, éditions du CNRS, 1987.

Dakakiré, Ouled Rachid) et des Fallata, qui coexistent. Ainsi sont imbriquées les populations d'origines distinctes suivant une originale partition, base du fonctionnement de la société hadjaraï. Ces clans fixés depuis plusieurs générations ou peut-être depuis plusieurs siècles (quatre), disait Mme Vincent, constituent aussi et en même temps des peuples hadjaraï immigrants arrivés à des dates anciennes.

Les Arabes et les Fallata n'ont pas réussi à conclure une alliance avec les forces du lieu. Pour avoir accès aux éléments de la nature hadjaraï, ils ne sont pas arrivés à pénétrer en profondeur le culte qui occupe une place importante. Ce cas est intéressant, car composés des derniers immigrants possédant un grand élevage, les Arabes et les Fallata parquent leurs bétails dans les plaines et ne pénétraient jamais dans les montagnes. L'acceptation de la communauté par les esprits des lieux reste conditionnée par l'adoption des nouveaux bénéficiaires qui sont tenus de respecter les clauses du contrat. Le groupe des Arabes et des Fallata est toujours considéré comme étranger et garde le statut d'étranger. Il est considéré donc par les détenteurs de l'autorité religieuse comme hors du cercle du pays hadjaraï. La dimension religieuse est très nette et prend une forme de pouvoir ou indirectement la souveraineté des racines dépend du culte. Ils ont vécu et toujours dans les plaines sans pouvoir véritablement se fondre parmi les gens du pouvoir qu'ils prétendent dominer.

Pour les Hadjaraï, tout détenteur de pouvoir doit être en relation avec le domaine religieux, en détenant un autel qui matérialise l'existence d'un pouvoir politico-social. Ce caractère factice se trouve dans toutes les chefferies hadjaraï où des cultes rendus à des esprits ont été institués à partir d'emprunts ou de partages.

En effet, expliquent les Hadjaraï, en des temps immémoriaux, les Arabes animistes qui fuyaient la religion musulmane, arrivèrent de l'Est, chassés par le prophète Mohamad. Ils passèrent le Yémen, traversèrent la mer et vinrent s'installer dans le Guéra où ils rencontrèrent des animistes qui s'habillaient comme eux et adoraient des dieux. Les Hadjaraï insistent sur l'aspect des cultes premiers dont les desservants étaient d'abord les autochtones qui ont fait le partage aux immigrés pour les intégrer. Toute installation ethnique devait se terminer par l'attribution d'un autel pour unifier et faire distinguer les familles. Les esprits honorés par ceux qu'on désigne par « les représentants de la terre » ont donc été attribués à des groupes sociaux. Seuls les Arabes et les Fallata en sont privés et ne conservent pas une certaine audience. Ils ont donc été assimilés mais non intégrés. Parce que, semble-t-il, se cantonnant dans les plaines à cause des bétails, ils ne pénétrèrent pas à l'intérieur du Massif montagneux. Aussi, à des moments difficiles, ils se joignaient aux razzias qu'organisaient les royaumes voisins du Ouaddaï et du Baguirmi.

Les renseignements recueillis permettent de souligner que les relations entre les Arabes et les autres Hadjaraï n'étaient pas au beau fixe.

La croyance en des puissantes divinités de la montagne, la Margaï, apporte une grande importance à l'intégration sociopolitique, humaine et territoriale.

Selon la vision des Hadjaraï, il existe auprès des humains, les forces invisibles, les Margaï qui cohabitent et détiennent un pouvoir sur leur terre. Toutes les Margaï, petites ou grandes doivent avoir un autel et le maître doit de toutes les façons leur rendre un culte pour avoir leur consentement afin d'entreprendre des activités. La terre du pays hadjaraï est donc l'épicentre d'inertie de la gestion politique, administrative, économique et sociale et tout tourne autour du droit d'occupation de son espace. Le pouvoir temporel est confondu avec le pouvoir spirituel et son exercice demande un soin particulier dont l'élément archétype déterminant est la Margaï. C'est donc un esprit qui fait la médiation entre le Dieu, les hommes et gère la terre selon son bon plaisir. L'homme qui est un usufruitier doit demander l'appui à la Margaï pour exploiter la terre. Dans cette conception du monde, l'homme qui est un étranger doit recevoir des propriétaires des lieux (la Margaï), l'autorisation de s'organiser. L'Arabe du Guéra est reconnu Hadjaraï à part entière assimilé mais pas intégré.

CHAPITRE II.

Les croyances populaires

2.1. La Margaï

Les populations hadjaraï sont insérées dans leur univers plein de signifiants dont elles restent dépendantes tout au long de leur vie. Elles perçoivent et interprètent tous les événements de la vie quotidienne comme liés les uns aux autres en les appréhendant séparément. Les Hadjaraï dans leur comportement quotidien ne savent pas discerner, la production matérielle de la technique, la politique, le spirituel ou religieux[10]. En définitive, la religion apparaît comme un fait social total au sens maussien du terme. En effet, la transmission au moyen de la parole des actes sacrés contenus dans les rituels est un phénomène social qui dépasse le caractère purement individuel. En tant qu'objet de croyance et de pratiques, les rituels représentent « *toute manière de faire, fixée ou non, susceptible d'exercer sur l'individu une contrainte extérieure ; ou bien encore, qui est générale dans l'étendue d'une société donnée tout en ayant une existence propre, indépendante de ses manifestations individuelles* »[11]. Dans cette perspective, la sociologie des

---

[10] Adoum ZAOURI, « La communication dans le monde des Hadjaraï du Tchad », Mémoire de maîtrise, 1988.

[11] Émile DURKHEIM, *Les règles de la méthode sociologiques*, PUF, 1973.

religions apparaît comme le champ le plus approprié au sens des rituels dans un univers de croyance, de mode de vie religieuse. Cette considération fait intervenir les notions telles que la représentation, la société et la symbolique qui sont éminemment collectives et transcendent le seuil de l'individuel.

Le phénomène religieux dans cette communauté joue un rôle très important et il apparaît nécessaire d'en savoir plus sur la religion hadjaraï ou sur ce qui en tient lieu. C'est la « Margaï » pour ne pas nommer cette religion qui est fondée sur l'environnement naturel et le mode d'existence agraire de la communauté. Adoum Zaouri désignant la Margaï dans son mémoire de maîtrise, en substance : « en premier lieu, la Margaï semble constituer une sorte de réalité, voire de monde structuré et hiérarchisé. Cette structuration et cette hiérarchisation semblent se manifester dans l'ensemble du groupe hadjaraï ; en deuxième lieu, le monde de Margaï semble être le double inversé ou non de la structure et hiérarchie sociopolitique ».

La « Margaï » n'est jamais confondue avec le « sheytan » (Satan), tout comme les pratiques qui s'y rattachent n'avaient paru comme des « qunus » (l'idolâtrie) ; car les Hadjaraï n'adorent ni les objets ni les animaux ou autres idoles. La Margaï ne peut donc pas être assimilée à un quelconque esprit malveillant encore moins à un esprit unique comme l'interprètent les colons français. Certains administrateurs en ont même conclu que « la Margaï est le diable ». J. Pouillon qui a réalisé une étude en 1958 chez les Korbo s'est rallié à cette interprétation en écrivant que « les Margaï désignent des forces maléfiques ». Cette impression a été également partagée par Garbou, observateur des Djonkor Guéra et des Kenga, qui évoque des pratiques religieuses grossières et de fétichisme. Mais ce fétichisme apparent n'est rien d'autre qu'une forme dégénérée de croyances pures en faisant référence aux différentes langues hadjaraï qui possèdent des mots pour désigner l'autel et l'esprit.

L'origine même du mot Margaï est obscure ; il n'existe dans aucune langue locale. Mais il semble que ce mot vient de la déformation de « Mourgué » par les premiers Arabes observateurs de cette croyance, du sommet principal du Massif du Guéra. Ce point culminant du pays hadjaraï est le lieu principal de culte (J. F. Vincent, 1962 : 84-85, 1975 : 74-92). Mais pour les Hadjaraï, Margaï est désigné par le terme « Marga » chez les Kenga, Zorri chez les Djonkhor Migami, Omdingué chez les Dadjo, etc. Alors que chaque langue hadjaraï possède des mots particuliers pour désigner la divinité, son autel, ainsi que différents objets qui la composent, l'arabe Turkou confond tout sous le même vocable de « Margaï » (Vincent, 1962 : 69).

Il existe également une apparence extérieure de la Margaï. Dans chaque village, on observe la présence d'un autel dont un chef de famille est desservant, constitué par la construction d'une case miniature en paille de 0,40 m de diamètre et 0,80 m de hauteur. Ce lieu de culte collectif ou individuel abrite en son sein, un pot en terre cuite placé dans un coin de la case, quelques objets anciens, tels une sagaie, une hache et un couteau de jet néolithiques d'origine surnaturelle et dotés de pouvoirs bénéfiques. Le matériel sacré contenu dans cette case constitue le support de culte ayant une grande importance. Le culte à cet autel ne peut être rendu public qu'au moment des récoltes ou des premières pluies et il y a lieu de faire des offrandes de nourriture et des sacrifices. Sont encore gardés dans ce sanctuaire, des outils, des instruments de musique ou des armes de nature variée qui appartiennent à la Margaï.

Toutefois, il faut noter que malgré la présence des autels apparents dans les villages, les sanctuaires originels se situent dans les collines rocheuses considérées comme les seuls lieux vraiment sacrés. Le culte se célèbre toujours et discrètement dans la montagne par le desservant ou le prêtre de la Margaï.

C'est une puissance vénérée, dispensatrice de pluie et du mil, conservant santé et bien-être chez ses fidèles. La Margaï dans la société hadjaraï semble fixer les normes de conduite et conditionne les rapports entre les hommes et leur environnement par une facette religieuse. C'est une sorte de force surnaturelle dont les caractéristiques ne peuvent être déterminées que par des détails observés lors des cérémonies. Toutes les populations du Guéra vouent culte, prière et sacrifice à la Margaï. Mais des réticences se rencontrent dans les villages gagnés par le christianisme et l'islam. Les villageois préfèrent aujourd'hui, que les desservants de la Margaï eux-mêmes qui, conservant leur fidélité aux divinités de la montagne, puissent continuer à jouer leur rôle dans la vie sociale et religieuse, sans pour autant les associer. Généralement, des Hadjaraï convertis en musulmans ou en chrétiens se donnent beaucoup de peine pour s'identifier à la Margaï, bien que inscrit dans leurs mœurs. Il y en a qui se révèlent d'une essence différente de celle des autres paysans tant ils ne veulent pas s'identifier à cette religion.

La « Margaï » est un fait culturel difficilement traduisible, indéfinissable, recouvrant tous les aspects de la vie communautaire des Hadjaraï auquel ils y croient tous. Mais étant invisible et surnaturelle, certains auteurs ont tenté de comprendre la Margaï en la traduisant par le terme de « génie ». Mais l'idée de génie semble en conformité avec la conception que les Hadjaraï paraissent avoir de l'univers. En tout état de cause, la Margaï remplit la mission d'ordre social, économique, médical et juridique ; elle peut impitoyablement punir voleurs, parjures, adultères et meurtriers.

Chez les Hadjaraï, on fait état d'un esprit tutélaire semblable au vent, qui ne possède pas de corps et qui n'a jamais été un homme, qui n'a pas de nom humain et qui ne naît pas parmi les hommes. C'est un esprit qui laisse l'homme jouir de sa protection, et lui procurer la chance en échange de quoi il reçoit des offrandes pour être honoré. Il va de soi que l'homme dévot consent à cette aide précieuse en érigeant un lieu d'offrande pour son esprit tutélaire. Une hutte votive est dressée pour faire apparaître des relations synallagmatiques où on observe les obligations de l'un (l'homme hadjaraï) et les conditions des devoirs de l'autre (l'esprit de la Margaï). Néanmoins, l'aspect collectif de la religion hadjaraï est original car on rencontre ce culte dans toutes les ethnies du Guéra. Aussi, la croyance en un Dieu suprême, affirmée par les diverses ethnies n'entraine aucun culte, seule la Margaï est l'objet de culte. Et pourtant, Dieu est unique et supérieur à la Margaï.

2.1.a. La place de Dieu dans la religion traditionnelle

Cette croyance à un Être suprême n'a pas été empruntée au christianisme ni à l'islam. Pourtant, on serait tenté de parler de monothéisme car l'importance de la Margaï relègue au second plan, les religions monothéistes. Tous les Hadjaraï croient en Dieu et il est impossible chez eux de découvrir la moindre trace d'objet quelconque, de fétichisme ou d'idolâtrie. Mais le culte n'est pas rendu à Dieu. Cependant, la conception de l'univers est schématisée par ordre de suprématie de la façon suivante : le Dieu Tout-Puissant, unique qui donne l'existence, la subsistance et l'accroissement à toutes les forces vivantes, Créateur du ciel et de la Terre, de l'univers visible et invisible ; par-dessus toutes les forces, c'est Dieu, Esprit et Créateur. La plupart des langues possèdent un mot particulier pour désigner cette puissance supérieure : « Râ » en Kenga, « Korré » en Dadjo,

« Boung » en Moubi, « Mellah » en Djonkhor Abou Telfane et en Dangaléat, « Bôn » en Djonkor Guéra, « Rila » en Boa, « Dô » en Fanian et en Bolgo, « Bounet » en Barayine, « Wassa » en Sokoro et en Saba ; après lui, viennent les premiers ancêtres des hommes (les pères fondateurs des clans), archi-patriarches. À ces premiers hommes-là, le Dieu a confié la force vitale. C'est aussi par ces humains trépassés que Dieu a communiqué le pouvoir d'exercer l'influence de l'énergie vitale et c'est par eux que se constitue le chaînon le plus élevé reliant les humains de leur descendance à Dieu. Après ces premiers parents, vient alors la Margaï ou génie, invisible, être spiritualisé, être appartenant à une hiérarchie supérieure, participant dans une certaine mesure à la force divine, permettant d'entrer en contact direct avec l'humain ; ensuite, les êtres humains parmi lesquels dans la tribu suivant le degré de primogéniture, le représentant ou prêtre de la Margaï qui compartimente l'influence du milieu et les facteurs psychologiques (les émotions, les imaginations puériles, les fantaisies, etc.) et au bas de l'échelle, viennent les hommes ordinaires parmi lesquels vivent les sorciers de la tribu.

Par ailleurs, la conception universelle des Hadjaraï a tendance à scinder la catégorie des hommes en deux parties : les sorciers, individus doués d'une double vue et les autres hommes ordinaires.

En tout état de cause, on peut faire remarquer que les croyances religieuses des Hadjaraï qui associent cultes des ancêtres, cultes de la terre, cultes de la montagne donnent pour support des urnes sacrées.

Contrairement aux autres religions, celle des Hadjaraï consiste à célébrer le culte à cet esprit, la Margaï et c'est à lui qu'on présente les offrandes et les invocations. Certes, les rites varient suivant les ethnies mais le principe demeure le même, le culte étant rendu à une entité abstraite.

Contrairement à ces peuplades, d'aucuns diront que Dieu est concret, n'ayant pu aucunement discerner les syllabes chez les Hadjaï, certains chercheurs ont fait dire aux indigènes ce qu'ils ont pensé au fond d'eux-mêmes. Il s'est avéré que « RÂ » (Dieu) chez les Kenga n'est pas un être humain désincarné, qui a toujours été un esprit et qui n'a jamais vécu. Les croyants de la Margaï sont donc des monothéistes pour qui la notion de l'existence de Dieu demeure pour eux sans incidence culturelle, sociale, économique et politique ; elle ne donne naissance à aucune application journalière concrète à leur vie. Dans la conception du Hadjaraï, le Dieu Tout Puissant a un attribut particulier, c'est de donner vie à tout être vivant. Par contre, les êtres vivants qui se comptent par milliards sur Terre sont créés pour se côtoyer, vivre en harmonie et ne rien Lui demander. Le Hadjaraï estime que Dieu est impartial, **Il** possède tout, **Il** est autosuffisant, **Il** n'a besoin de rien en retour et incite juste un dynamisme à la vie humaine ; mais aussi, c'est **LUI** seul qui peut décider de la fin de la vie.

Par ailleurs, l'idée d'incarnation n'existe pas après la mort. La seule manifestation collective après le décès d'un proche parent, c'est des libations qui se déroulent sur trois jours après l'enterrement du défunt avec un festin. À ces réunions funéraires dépourvues de caractère religieux, participent les connaissances et les amis de la famille. Se déroulent donc une sorte d'hommages et de tristesses pour la famille endeuillée puis, des remerciements pour la sympathie qu'ont su manifester les gens à l'occasion du deuil. Ces simples faits sont révélateurs de l'existence d'un culte mortuaire. Ce n'est qu'attitude de tristesse et un geste d'affection et de souvenir envers les morts. Le culte des morts se réduit à ces genres de manifestations de souvenir qui ne semblent pas avoir de rapport direct avec la Margaï.

2.1.b. Le caractère et la hiérarchie de la Margaï

Beaucoup d'ethnologues ont semé la confusion en soulignant le caractère hiérarchique de la Margaï. Bien que cette organisation existe à l'échelle villageoise, clanique ou ethnique, il n'en demeure pas moins qu'aucune Margaï ne contrôle et ne domine les autres.

La Margaï habite de fait à la montagne et cela est commun à tous les villages hadjaraï, à toutes les tribus aux caractéristiques primordiales et essentielles de cette religion. La Margaï est donc intrinsèquement liée à la montagne et elle en est inséparable. Les Hadjaraï pensent que cette divinité de la montagne est la cause de tous les phénomènes naturels et humains inexplicables.

Il semble important de préciser un problème de terminologie parce que les idées et les mots hadjaraï sont pauvres en vocabulaire, les ethnologues prétendent qu'il est impossible d'étudier la Margaï. Pour être réaliste, l'administrateur français des colonies est au Guéra venu en mission dans le but de détruire la religion. Un administrateur français stagiaire en 1949 écrit son rapport en ces termes : « *La Margaï tient sous son emprise ces populations primitives et conditionne leur vie sociale. Margaï est à ce point puissante qu'elle fut respectée de tout temps par les Arabes et qu'aujourd'hui encore elle est un sérieux obstacle à l'expansion du christianisme et de l'islam* ». L'administrateur affirme que : « *La Margaï est une religion très difficile à connaître car les grands prêtres, comme les adeptes, livrent rarement leurs secrets. Néanmoins, avec beaucoup de patience et par recoupements, on finit par en découvrir les quelques éléments* »[12]. Pour y regarder de plus près, les abstractions en pays hadjaraï sont nombreuses et difficiles à saisir, le langage est limité et plein de retenues,

[12] Pierre Hersé (1903-1989) : Melfi, 219 P dact. (inédit).

l'expression est vulgaire et bien secrète. Que dire des fréquents supports et les choses matérielles sacrées logées dans les autels, présentés aux « blancs » comme la Margaï ? La marmite en terre cuite, la jarre, l'amoncellement des pierres, les autels, le bambou planté, les termitières, la fourmilière et même le lion ou la panthère se trouvent présentés aux yeux de tout étranger comme la Margaï même.

Revenons au système de hiérarchisation de la Margaï. Le pouvoir et l'autorité sont structurés autour de cette religion. Il n'y a pouvoir que religieux et l'un est indissociable de l'autre. En outre, la Margaï est le cadre commun de l'histoire du pays hadjaraï, du dialogue entre le peuple vivant dans ce territoire. Et comme lieu de vie, le pays hadjaraï fait objet de pacte entre les forces de vie dont l'action permet de rapprocher les humains. « Il n'y a qu'une seule Margaï », disait mon grand-papa. On va de la plus petite unité sociale (individuelle et familiale), à la Margaï de collectivité plus grande (clanique ou ethnique) et à une Margaï collective nationale. À chaque Margaï est attaché un desservant, un maître, un officiant ou simplement un prêtre. Cet ordre social au nom de la Margaï règne de la plus petite unité familiale à la grande communauté villageoise jusqu'aux clans et les ethnies. La multiplicité, la pluralité, la hiérarchie ou l'indépendance de diverses catégories de Margaï sont assurées à un haut niveau par une unicité ou une subordination à une Margaï unique du pays hadjaraï à laquelle toutes les autres Margaï se joignent.

En connexion avec cette idée, il serait erroné de vouloir faire une distinction entre l'importance hiérarchique des Margaï. Pour illustrer ses propos, mon grand-papa, en faisant une comparaison avec les autres religions disait : « La chapelle de Baro est plus petite que l'église de Mongo qui est encore plus petite que la cathédrale de N'Djamena qui se trouve moins grande que la Basilique Saint-Pierre de

Rome. Et pourtant, tous les chrétiens qui exercent le culte prient pour le même Dieu sans parler de pluralité. Mais aussi, en termes de responsabilité religieuse, Monseigneur Henry Koudray a une certaine hiérarchie par rapport au père Mathieu qui se trouve à Baro. Alors, pour quelle raison multiplie-t-on les lieux de prière ? Aussi, toutes les églises ne se ressemblent pas et ne représentent pas le même support de culte : certaines sont mitoyennes, mettent en avant Jésus-Christ, d'autres Marie mère de Jésus et d'autres exposent plusieurs statuettes qui représentent un certain nombre d'apôtres ; et pourtant, c'est dans ces temples-là que les prières des différents chrétiens se célèbrent ».

« Du côté de l'islam, la grande mosquée de La Mecque abrite en son sein une relique de pierre noire que les musulmans du monde viennent embrasser. L'autel est constitué par une toile noire brodée d'or autour de laquelle les musulmans du monde organisent des fêtes rituelles, d'immenses libations collectives et des cérémonies propitiatoires. Les autres mosquées de Jérusalem, de Kaboul, de Bagdad ou d'Istanbul sont aussi différentes les unes que les autres ».

Dans ces lieux de prière, le culte est rendu à une entité abstraite qui est appelée communément Dieu. Dieu n'est-il pas partout, toujours et le même ?

La différenciation, la multiplicité, la pluralité, l'indépendance ou la hiérarchisation des diverses Margaï montrent de manière claire le comportement religieux unique des Hadjaraï. Raison pour laquelle on peut estimer que la Margaï est unique, c'est le dénominateur commun à tous les Hadjaraï. La diversité des cultes célébrés est simple et les sanctuaires aussi. Mais cela n'autorise pas à conclure hâtivement qu'une vénération est faite à de simple assemblage d'objets rituels. Dans les faits, lorsqu'un prêtre entre en célébration liturgique, tous les profanes du village ne peuvent comprendre les mots qu'il prononce. Une raison de plus qu'un Hadjaraï réponde de façon simpliste à un étranger qui cherche des informations sur sa croyance.

Aussi, compte tenu de la pauvreté du vocabulaire des langues hadjaraï, le terme Margaï est en même temps masculin et féminin. Il n'y a ni Margaï femme ni Margaï homme.

Ainsi soit-il, la Margaï protège certains sites naturels, vu l'importance des arbres ombreux, d'amoncellement des pierres, de bosquets ombrageux, des feuillages touffus. Ces lieux particuliers indiquent une impression de respect religieux et superstitieux car c'est des endroits susceptibles d'être détruits par l'homme, alors la Margaï se les attribue comme habitats, et comme des sites protégés.

En pays hadjaraï, les collines et les massifs montagneux sont, entre autres, la résidence de la Margaï. Ce qui explique forcément l'établissement des hommes aux montagnes car les flancs des montagnes élevées se trouvent une impression religieuse. La coexistence de l'homme et de la montagne crée une sorte de lien religieux entre le rocher et l'être humain. La montagne est le lieu par excellence des Margaï, en tant qu'elle est élevée et qu'elle est dure, c'est-à-dire pierreuse : le prestige de la principale Margaï d'Abtuyur vient de ce qu'elle est élevée qu'il est isolée[13]. Dire que la Margaï est liée à une hauteur identifiée ou à un rocher plus impressionnant et plus élevé ne justifie pas le prestige principal de la Margaï. Simplement, dans toutes les religions, il existe des temples, des édifices consacrés au culte. Ces lieux où les croyants célèbrent leur culte présentent en hauteur des tours frôlant le ciel : des minarets et des clochers parsèment des villes musulmanes et chrétiennes. Pour le Hadjaraï, le sommet de la montagne

---

[13] Jean POUILLON, « Fétichisme sans fétiche », revue *Anthropologie*, 1975.

représente une tour, une flèche, une élévation, un ensemble de pyramides naturelles.

2.1.c. Hypothèse

Pour parler plus de nos Hadjaraï et de ma Margaï, nous aimerions étayer l'hypothèse sur les pratiques des cultes qui indiquent que les différentes peuplades célèbrent leur culte en ayant une multiplicité d'autels.

Chez les Dadjo, l'unique et la grande Margaï se situe à Baldjé. Son autel situé en plein centre du village est le plus grand de tous et abrite une demi-douzaine de jarres cuites, et plusieurs autres objets cultuels. D'autres autels familiaux ou individuels existent notamment à Gadjira, à Dabara, à Banda, etc. En pratique, tous les Dadjo prêtent serment obligatoire devant la Margaï de Baldjé en cas de procédure judiciaire. On mesure dès lors son importance et le rôle de son chef dans ce domaine.

Ce fait nous conduit à penser que les autres cultes familiaux suppléent le culte de la grande Margaï de Baldjé et se substitue à lui.

1. La prééminence hiérarchique de la Margaï de Dadjo est rangée derrière la Margaï de Baldjé. Ce qui veut dire que la Margaï de Baldjé est celle personnifiant tous les Dadjo établis à Mongo avant le XVe siècle. La Margaï de Baldjé a pris naissance à leur arrivée en pays hadjaraï.
2. Les autres Margaï des autres clans ont probablement un lien de parenté avec la Margaï de Baldjé.

En connexion à cette idée, on trouve juste qu'il n'existe pas de distinction entre les Margaï claniques qui n'ont aucune importance hiérarchique sur les autres différents clans ; mais tous les clans ont leur Margaï qui habite dans le même pays des Hadjaraï.

Ainsi, il est dit que tous les 7 ans, toutes les représentations des grandes Margaï ont le devoir d'offrir à tour de rôle un bœuf noir élevé de manière particulière. Je m'explique :

Baldjé engraisse et entretient un bœuf durant 7 ans. Par un jour particulier connu par les prêtres des grandes Margaï des autres clans, le jeune animal douché et habillé d'une bande blanche est accompagné par le prêtre de la Margaï jusqu'à la frontière naturelle du pays des Dadjo. Une relève se fait de manière synchronisée par le prêtre du pays voisin des Dangaléat qui le transmet au pays voisin des Kenga, ainsi de suite. Le bœuf va être immolé on ne sait pas où. Chaque représentant du clan célèbre le culte en l'honneur du clan et globalement le culte de la Grande Margaï est célébré.

Ces précédentes informations conduisent à l'hypothèse que la Margaï du pays des Hadjaraï est unique. Sa suprématie s'étend sur toutes les autres Margaï claniques dont la construction spirituelle s'identifie avec l'ethnie ou le clan même.

a). Le culte de cette Grande Margaï-là étendu à toutes les autres Margaï d'organisation clanique limite sa juridiction et son autorité sur tout le territoire en pays hadjaraï. Il est même prouvé que les Arabes-Hadjaraï qui n'ont pas réussi à pénétrer la Margaï font leurs offrandes à cette Grande Margaï-là.

À mon sens, ce fait ethnique trouve sa ramification dans l'histoire d'immigration et d'intégration liant tous les Hadjaraï par des mœurs et coutumes à leur installation dans le pays avant le XVe siècle.

b). Cette suprématie s'étend de la Margaï individuelle à la Margaï collective et, sur les autres biens qu'il s'agisse des peuplades séparées et différentes, avec des langues et coutumes particulières. Ce qui indique que les grands serments en pays hadjaraï se prêtent sur une seule Grande Margaï ; raison pour laquelle les prêtres des Margaï claniques parcourent de grandes distances pour faire leurs offrandes à une Grande Margaï reconnue par tous les grands prêtres de grandes Margaï claniques.

Tout cela laisse penser que la Margaï n'est pas non seulement identique mais unique en pays hadjaraï. Ce qui constitue l'identité hadjaraï.

2.2. Le sanctuaire, la sacralisation et le pouvoir

Il existe en chaque village, un ou plusieurs sanctuaires.

Le maître de la Margai est aussi prêtre et rend un culte à un esprit protecteur. Le récit relatant les origines de ces cultes montre leur caractère factice transmis aux ethnologues de la colonisation française. La sacralisation du pouvoir est tellement évidente que l'accueil des diverses ethnies dans le territoire en pays hadjaraï résulte des circonstances historiques, liées à l'installation des immigrants devenus sédentaires.

Pour se fixer à un endroit, la communauté hadjaraï doit en principe solliciter l'aval de la Margaï. C'est une sorte de pacte qui lie les esprits du lieu et les hommes qui fondent un village. À travers des rites, le contrat a pu unir les hommes par un lien parental. Le culte de la Margaï et les divers sanctuaires dans le Guéra représentent le pouvoir et des lois selon lesquelles la société est ainsi gérée. C'est la base de l'organisation sociale et la tradition ne tire que profit de ces valeurs.

La Margaï est l'intermédiaire auprès de Dieu et le dénominateur commun de toute la communauté. Son attribution assure le salut des peuples. Tous les rites de la fondation des villages hadjaraï s'appuient sur la Margaï et les villageois obéissent à sa volonté. Des autels sont établis pour couronner les conditions destinées à garantir l'intégration sociale, base du pouvoir ethnique, clanique et familial. Les Arabes et les Fallata n'ont pas su traduire par des faits leur attachement à la vie communautaire, cadre idéal d'insertion sociale. L'ordre social vient du respect de la Margaï qui dicte la régulation sociale, la cohésion, l'harmonie et la paix. La coloration religieuse du pouvoir chez les Hadjaraï est une nécessité absolue. Un pouvoir dépourvu d'assises religieuses est inconcevable.

Les Arabes et les Fallata qui vivent au Guéra sont des Hadjaraï à part entière, sont aussi des animistes malgré l'intention qu'on leur prête, soi-disant « des populations islamisées de la région ». De nos jours, ils ont adhéré à la religion musulmane comme bien d'autres peuples du lieu ; mais à l'origine, ils n'étaient pas islamisés. Les Arabes en pays hadjaraï ne savent ni lire, ni écrire. Mais ils parlent un arabe « Turku » très proche de l'arabe littéraire.

La distinction établie entre différents sanctuaires des villages souligne les relations ethniques et permet en même temps d'apercevoir la renommée de l'ethnie. Chaque ethnie possède un sanctuaire qui se détache de l'ensemble des autres sanctuaires. Ce qui montre la pluralité de Margaï et permet en même temps de distinguer les diverses strates correspondant à des groupes d'origines différentes, arrivés en vagues successives. Généralement, les villages qui présentent cette pluralité de sanctuaires, possèdent également un sanctuaire dans la montagne. Des lieux vraiment sacrés où se célèbre le culte existent dans la montagne.

Quelle que soit la catégorie de famille, d'ethnie ou de clan, l'accès à l'intégration ethnique est soumis à des conditions d'attribution de culte. Il ressort clairement de ces conditions que les différents groupes arrivés récemment et qui sont des éleveurs n'ont pu obtenir le statut d'entrer dans le cercle familial des Hadjaraï. La tradition dit que ce n'est pas de la volonté humaine que dépend l'intégration mais ce qui compte, c'est plutôt la décision de la Margaï.

La succession des familles hadjaraï s'explique par le fait que la Margaï décide de signer un contrat avec les groupes d'origines différentes. L'alliance fondatrice constitue la base des différentes ethnies, ce qui symbolise la gestion politique des communautés, la garantie de l'ordre social et naturel. En vertu des accords conclus par les insignes de pouvoir, la Margaï reste responsable de la communauté, veille aux principes qui régissent la communauté et préserve l'environnement.

2.3. Le pouvoir en question

L'accès au statut de Hadjaraï, quelle que soit la catégorie du clan en cause, est soumis à des conditions d'acceptabilité. Il en ressort clairement que de ces conditions, les populations qui n'appartiennent pas au cercle familial hadjaraï lié par la Margaï ne peuvent être intégrées. La tradition – une fois encore – explique que cela vient de la volonté de la Margaï. L'appartenance à la famille s'explique par le fait que la Margaï a donné son accord par un contrat.

Le pouvoir chez la Margaï vise à satisfaire le plus grand nombre possible des Hadjaraï administrés. Son objectif, c'est de diriger la communauté en vue de son bien-être, dans un ordre social équilibré, dans les règles de la tradition. Grâce à la Margaï, les Hadjaraï conservent jalousement leur cohésion sociale et sont toujours prêts à se défendre contre la malveillance et les menaces extérieures susceptibles de perturber l'ordre établi. C'est par l'unité sacrée que la Margaï est à la fois gestionnaire et arbitre, cherchant l'harmonie, exultant les valeurs communes.

Le pouvoir a aussi pour objectif la préservation de l'environnement, de la justice, de l'égalité en ayant pour mission de mettre à l'abri des menaces, les populations dont on a la charge. Cela passe par l'autosuffisance alimentaire, la santé physique et morale, par un environnement sain.

Les prérogatives du pouvoir ne sont ni discutées encore moins convoitées. Elles arrivent par le choix de la Margaï même car la succession ne donne pas lieu à des disputes. Cette forme d'autorité n'est pas à la portée de l'homme. C'est la Margaï qui décide et comme le disent assez souvent les Hadjaraï, le savoir est égal au pouvoir. Il est à remarquer que les prêtres de la Margaï vivent très vieux. Ils doivent leur longévité à la protection de l'Être suprême d'autant plus qu'ils sont en même temps chefs religieux et chef de terre.

2.3.a. La protection de l'environnement humain

Comme la spiritualité soutient l'écologie en pays hadjaraï, la Margaï a une action sur les phénomènes naturels et biologiques et une fonction sociologique. Elle unit les individus, les lignages, les clans avec la nature tout en donnant un caractère collectif ou individuel à des maux qu'un manquement culturel peut entraîner. Évidemment une chasse collective irrationnelle qui menacerait l'extinction d'une race animale, une sécheresse provoquée par une agriculture de rente et sur brûlis qui provoquerait l'appauvrissement du sol, un élevage intensif de bovidé à l'effet d'un enrichissement qui entraînerait un déboisement sont autant des maux qui concernent toute la communauté. La Margaï cherche toujours à épargner aux hommes un tel mal.

La Margaï intervient donc dans la vie économique, surtout dans le domaine agricole. Les lois et les coutumes agricoles réussissent bien et assurent à ceux qui les respectent les bonnes récoltes et l'autosuffisance alimentaire. La principale fonction de la Margaï est la répartition des terres selon les besoins de tous les cultivateurs. Chez les Dadjo, les terres appartiennent en premier à la collectivité et sont protégées en principe par le chef de la Margaï. Elles sont en général prêtées pour être exploitées à qui manifeste le désir de vouloir cultiver sans devoir les vendre. La récolte obtenue appartient à l'usufruitier et la terre reste le domaine commun. D'autres prérogatives sont signalées car la réglementation du travail est également fixée par la Margaï, journées consacrées entièrement au repos. On doit observer strictement ces règles sous peine d'être sanctionné. On ne doit aucunement être tenté par la facilité du travail résultant de l'humidité de la terre, de l'humeur ou du beau temps. Si on s'obstine, on s'expose à des sanctions qui peuvent être infligées. Toutefois, il existe plus d'une raison bien fondée pour activer la Margaï protectrice de la nature.

La Margaï est reconnue par une force de conservation, gardienne et protectrice des familles. Certaines personnes cherchent à agir à leur guise et en paient le prix. La culture des produits de rente à but lucratif, telles les arachides, est rationalisée. Ceux qui passent outre à l'interdiction et voudraient cultiver en grande quantité les arachides destinées à l'enrichissement verraient leurs plantes pousser en hauteur et donner des gousses vides. Dans les années 1960, le Guéra produisait à lui seul, 250 000 tonnes d'arachides. Le premier président, Monsieur François Tombalbaye en voulant doubler la production dans un but économique a demandé en 1970 aux Hadjaraï de maximiser le rendement pour créer dans la région un pool d'attractions. Depuis lors, la production d'arachides dans le Guéra a chuté et reste à l'échelle de la consommation locale.

La Margaï encourage l'élevage des chèvres, animaux censés grimper en montagnes, broutant écologiquement moins qu'un gros animal dont l'entretien est plus difficile, qui rote, pète et qui a besoin de plus d'espace pour polluer l'atmosphère.

L'élevage des cheptels bovins est interdit pour plusieurs raisons dont les principales :

— Le bovidé ne peut grimper sur la montagne et comme il exige un entretien régulier, il demanderait que l'éleveur quitte le village pour aller habiter en pleine. Ce qui appellerait l'abandon des villages, des vestiges de la Margaï.

— Le bovidé demande aussi un suivi régulier, se déplace sans arrêt à la recherche de pâturage, broute l'herbe toute la journée, demande à boire une quarantaine de litres d'eau par jour. Ce qui impliquerait la destruction de l'environnement.

Reprenons de ce point de vue, le raisonnement précédent :

La Margaï intervient dans le secteur de l'environnement. Il n'existe pas de jours où pour une raison ou pour une autre, on n'a pas le droit d'aller au champ. Le travail champêtre peut être interdit par le fait de la tombée d'une première pluie...

Elle intervient aussi dans la vie agricole en limitant le nombre de cheptels bovins à quatre têtes de bétail.

La rationalité en pays hadjaraï exige, entre autres, une culture responsable, l'agriculture familiale destinée à la propre consommation. On est en zone sahélienne où il pleut 600 millimètres par an, le sol étant fragile, l'environnement est censé être perpétuellement exposé à une destruction humaine.

Il est également attesté que l'élevage est l'une des plus grandes sources sectorielles de polluants d'eau, l'une des causes principales des problèmes environnementaux : dégradation des terres, pollution de l'atmosphère, sédiments érodés et perte de la biodiversité.

1. L'élevage de la chèvre

La chèvre a un besoin simple et économique. En raison de la saison des pluies, elle se nourrit de bonnes feuilles d'arbres, des herbes, d'un pâturage et d'un accès à l'eau dans les rivières. En saison sèche, la chèvre se contente de l'herbe sèche, des brindilles sans avoir de grandes quantités de nourriture et de l'eau. Elle parcourt les collines, traverse les monts et les vaux.

2. L'élevage de bovin

Une vache peut manger de 40 à 70 kg par jour. La terre en pays hadjaraï étant improductive, l'élevage de bovin cause la déforestation et est responsable des émissions de gaz. Le bœuf peut aussi consommer jusqu'à 60 litres d'eau par jour. Dans cette région aux faibles ressources hydriques, la quantité d'eau utilisée pour la consommation par vache dépasse largement celle servant à satisfaire les besoins alimentaires d'une famille. Dans le Guéra, chaque famille consomme en moyenne 20 litres d'eau par jour (vaisselle et douche y comprises).

La Margaï a identifié l'élevage comme une menace tant que la quantité d'animaux destinés à l'enrichissement augmente. La densité du sol croît lorsque la charge animale augmente et, le sol en pays hadjaraï, riche en éléments fins et de l'argile non gonflante est sensible au piétinement répété du bétail. La compaction du sol est un impact direct du bétail sur le sol du Guéra. Ainsi, le tassement du sol réduit la capacité d'infiltration, accroît le ruissellement d'eau lors de la chute des pluies.

À titre d'exemple, les Kenga ont reçu, en 1947, des prêts pour faciliter l'élevage des bovidés. L'activité qui a connu un succès a été simplement supprimée un matin par l'intervention des chefs de canton qui prétextaient que les villageois ne seraient jamais en mesure de rembourser.

L'administration coloniale s'est adressée ensuite à ses anciens militaires très nombreux dans la région. Et aucune suite n'a été donnée. Les anciens combattants n'ont pas osé irriter la Margaï en se livrant à des activités interdites par elle. Tant pis pour la richesse et le progrès.

Chaque peuplade se désigne un animal totem généralement le lion ou la panthère. Plusieurs autres animaux sont aussi totémisés, simplement pour la préservation de l'espèce par les familles. Parce que – disent les Hadjaraï – on ne doit en aucun cas enlever la force vitale d'un être vivant sous peine d'être verbalisé.

2.4. L'expansionnisme des religions monothéistes

Il y a cent ans, la Margaï était la puissance incontestée du pays hadjaraï. Que s'est-il passé depuis lors ? Deux religions – musulmane et chrétienne – ont contribué au déclin de cette croyance en se livrant à un combat :

- L'islam qui s'est introduit fort longtemps dans le Guéra avec une forte influence, n'a pas réussi à effacer entièrement les traditions. Les royaumes voisins islamisés du Baguirmi à l'Ouest et celui du Ouaddaï au Nord-Est ont souvent fait des incursions pour capturer des esclaves. Malgré la présence des esclavagistes dans les environs et des nombreux esclaves évadés islamisés qui reviennent au village, les coutumes et les croyances religieuses ont été peu modifiées par le passage de ces islamisés.

Il faut aussi reconnaître que l'émigration et l'immigration des populations ayant des attaches avec des familles à distance dans l'ouest du Soudan vers le Darfour voisin ont favorisé l'expansion de l'islam. Les Dadjo qui avaient des familles dans le Sila et dans le Darfour, se déplaçaient régulièrement, cherchant travail et bien-vivre.

Dans les grandes agglomérations, des mosquées avaient été construites, des imams ont été formés, des écoles coraniques ont été ouvertes et quelques fidèles ont épousé la religion musulmane. Mais dans les villages, l'islam est teinté d'animisme et les autels, les cultes sont restés longtemps, et certains, jusqu'à nos jours, entiers.

Cependant, la Margaï qui constitue l'identité hadjaraï et en même temps une force de solidarité dans le Guéra, a vu son influence décliner. Trois évènements majeurs ont mis à rude épreuve son influence :

Premièrement, les révoltes populaires qui ont pris racine à partir de Mangalmé, au Guéra dans les années 1964. Ce début de révolte a poussé un dévolu sur toute la population, étiquetée comme peuplade caractérisée par un esprit d'indépendance, refusant soumission à autrui, dotée d'une attitude réfractaire. La population est devenue, sans le savoir, une force victime de son propre succès. Cette force constituée par l'identité du Hadjaraï a donc été très vite exploitée. Ainsi, le FROLINAT (Front de Libération Nationale du Tchad) s'est donné comme objectif, de s'installer en 1965 dans cette partie du Tchad pour combattre le régime par une idéologie islamiste. En même temps que les combats s'intensifient au centre du pays, l'islam devient aussi dans son vécu quotidien un visa pour tous ceux qui combattent le régime en place. Les rebelles en temps de guerre prient en communauté et les Hadjaraï qui croient en leur religion souffrent d'ostracisme et se trouvent contraints de se mettre en cortège par solidarité.

Deuxièmement, le facteur politique lié au jeu d'alliance entre communautés dans la guerre civile de 1979 à 1990. Le groupe hadjaraï a pris part aux guerres qui ont entaché l'histoire du Tchad. En 1979, le groupe hadjaraï s'est coalisé avec les Toubou pour donner la victoire à Hissène Habré. Cette participation qui s'est résumée par la victoire des forces armées du Nord (musulmans) contre les forces armées du Sud (chrétiens) a affectueusement entamé la négligence de la foi en la Margaï. En ce moment, l'islam devient un effet de mode d'accession à une certaine hiérarchie sociale.

Troisièmement, l'acte mortel adressé à la Margaï est l'alliance des Hadjaraï avec Idriss Déby en avril 1989. Les deux ethnies, Hadjaraï et Zakhawa se sont alliées contre nature pour chasser l'ennemi commun le Président Hissène Habré. Pendant qu'ils étaient dans les maquis du Darfour soudanais, les rebelles flirtaient avec les islamistes de Dr Hassan Altourabi et de Hassan Albechir. Comme hier avec Hissène Habré, l'histoire de mise à l'écart de la Margaï s'est répétée et renforcée. À ce stade d'accession au pouvoir, le népotisme a atteint même son paroxysme, axant l'administration sur des considérations religieuses. Pour avoir leur place, les Hadjaraï opportunistes abandonnent leur religion au détriment de l'islam. Ce qui prouve que dans les grands centres, l'islam est devenu pour les Hadjaraï, une occasion pour obtenir un privilège.

Vu ce qui précède, chaque fois qu'on demande des informations à un Hadjaraï sur la Margaï, on se fait une satisfaction de constater que les visages s'éclairent, les discussions s'animent et que les gens enjoués se bougent pour en parler.

- Le christianisme : la religion de Jésus a pu acquérir aussi beaucoup d'influence à travers l'école française.

Premièrement, l'introduction de l'école à travers les Églises avait pour mission l'acculturation de la région. En 1947 déjà, un jésuite appelé Resson arrivé à dos d'âne est venu s'installer à Duram (actuel Baro). En 1950, un autre missionnaire habillé en treillis militaire nommé Mathieu est arrivé à son tour dans une voiture militaire. Les deux prêtres ont construit une chapelle en 1951 et un dispensaire en 1952. Le père Mathieu a bénéficié du concours et de l'aide de trois ressortissants de Duram qu'il a lui-même formés pour la traduction et l'enseignement primaire. Il s'agit des élèves qui poursuivaient à l'époque leurs études à Mongo : Jean Abakar, Abdel Madjit, Paul Hamate, François Abdoulaye et Gapaouwe. Une catéchèse traduite en langue locale a été introduite et en 1956, sont arrivées à leur tour, des bonnes sœurs de la Sainte Croix de Jérusalem qui sont : Mme Sabor, Suzanne et Bono Jacqueline. L'entreprise coloniale s'est ensuite enracinée dans les contrées en s'affirmant et associant l'évangélisation des autochtones. Se sont enchaînées des arrivées successives des prêtres à partir de 1961 : Batton, Roseveli, Kaa, Arnaud. Et en 1967, se succèdent Cavoret, Pierre Vandam, Serge, Patrice Batantou, Zouka, Le Febvre, Nino Sergy, Yves Daniel, Henry Coudray et Franco. Des curés ont investi les villages, dénigrant le culte, détruisant sanctuaires, construisant à la place écoles, chapelles et dispensaires. Et comme l'idéologie chrétienne associe le service et le bien à la conversion des croyants, des greniers communautaires, des écoles et des dispensaires ont été ouverts et accessibles aux adeptes. Le climat religieux était donc conditionné par des dons de friperies (culottes, T-shirts, bermuda, chemises et pantalons), de céréales (mil, arachide, sésame), de médicaments (quinine, aspirine). C'est bien cela qu'on a appelé l'évangélisation des peuples hadjaraï. Les chefs traditionnels qui, critiqués pour leur pouvoir, se sont vus abandonnés par leurs propres enfants partis vers les Églises. Beaucoup n'ont pas pu avoir d'autres choix que de s'incorporer dans l'altérité du blanc.

Deuxièmement, dans le but de faire un État moderne et obtenir une configuration unitaire du Tchad, la colonisation française a orienté l'ensemble des communautés du pays. Elle a modifié en même temps cette société hadjaraï.

De nouveaux chefs imposés par la France, cherchant à évincer les détenteurs du pouvoir traditionnel, ont appliqué le programme d'exploitation territoriale arrêté par le colonisateur. Ils ont remis en cause avec beaucoup de violence le système administratif local dirigé par le maître de la Margaï.

Enfin, l'aide sollicitée par le général de Gaulle pour reconquérir la France occupée par les Allemands durant la guerre mondiale a mobilisé un nombre important d'enfants hadjaraï. Le départ de ces hommes valides vers l'Europe a vidé des villages entiers et a laissé les autels des pouvoirs traditionnels vacants. Après le décès des détenteurs du pouvoir, la continuité de la tradition ne pouvait s'effectuer faute d'héritiers et de successeurs. Les valeurs culturelles de la Margaï disparaissaient ainsi peu à peu.

2.5. L'avenir de la Margaï

La perte de crédibilité de la Margaï n'a pas conduit autant à la disparation des pratiques religieuses chez les Hadjaraï. Aux succès obtenus par les chrétiens et les musulmans dans la vie religieuse, a répondu sur le plan spirituel, une quête de sens quelque peu désespérée de solidarité ethnique. L'effondrement des autorités traditionnelles a rendu irrésistible la tentation de s'accrocher à un mouvement régional qui se distingue des autres régions du pays par son caractère résolu et volontaire. Dans un climat de bouleversement, la croyance a proposé une certitude, d'être Hadjaraï en récusant les atermoiements qui permettent l'ouverture sur l'avenir.

La dimension religieuse du pouvoir a été arrachée par le prêtre et l'imam au maître de la Margaï qui décidait de culte des autres et desservait une puissance supranaturelle. Le curé et l'imam, tous deux venus en **missionnaires**, en tant qu'ils avaient la charge d'âme, se donnaient l'obligation de conduire les brebis égarées. L'un et l'autre avaient la charge et le devoir d'accomplir la mission de prédication aux « **non-croyants** ». Ils ont commis un épistémicide, c'est-à-dire la destruction systémique de cette forme de savoir qui dérange. Aussi bien le curé que l'imam, ont pris le pouvoir en écrasant et en évinçant les chefs de la Margaï, rien qu'en parlant face à des populations qui devaient les écouter dans un silence de mort, rien qu'en récitant leurs litanies, habillés de soutane, tout en hauteur par rapport aux autres. Les autels dans les églises et les mosquées sont un signe de pouvoir, construits à équidistance et à mi-hauteur. L'entreprise coloniale franco-arabe n'a toutefois pas atteint son objectif d'assimilation culturelle radicale en détruisant les éléments d'une religion qui existe auparavant.

Les chefferies traditionnelles, avec le nouveau système, ont parallèlement continué d'exister en assistant à la mort silencieuse de leur histoire en vue de les discriminer et les disqualifier. Les pouvoirs traditionnels résistaient, se permettaient de survivre en continuant de jouer leur rôle. Le culte est régulièrement rendu aux divinités de la montagne et le droit traditionnel reste en vigueur.

La volonté de la puissance coloniale d'évincer l'autorité locale et de la remplacer par des chefs fabriqués a suscité une tension entre les deux systèmes. Le camp des dominateurs se faisait agressif pour s'imposer et le local se faisait populaire pour être crédible, telle a été pendant longtemps l'atmosphère qui a régné dans les massifs montagneux du Guéra.

Face aux changements religieux, des individus se retrouvent pris en étau entre s'engager dans les nouvelles civilisations ou rester dans les traditions ancestrales qui sont appelées à disparaître. Le 1er juin 1949, M. de Chavanne, stagiaire et chef du district de Mongo écrivait dans son rapport : « *Il faut reconnaître que l'Administration a favorisé involontairement l'expansion de l'islam en rendant obligatoire la présence d'un faki près de chaque chef. La langue arabe et par conséquent l'islam se trouvaient ainsi officiellement reconnus. L'islam est-il pour cela proche de sa victoire ? Non, au contraire, il a déjà des antennes dans tous les grands centres mais la masse de la population reste complètement soumise à sa Margaï et le canton des Kengas, par exemple, qui compte 25 000 âmes n'a pas même dans ses rangs une centaine d'islamisés* »[14].

De nos jours, le pays hadjaraï est partagé entre l'islam et le christianisme. C'est un lieu particulier de rencontre islamochrétien où la présence d'un régime islamiste radical s'active aux frontières orientale et occidentale, provoquant des violents affrontements. D'autre part, une montée en puissance des Églises chrétiennes se confirme par le Sud-Est, mais fortement contestée par un essor des sectes islamistes naissantes.

Les musulmans de ce pays des Hadjaraï reconnus ***d'Islam Noir africain*** et tolérant, se trouvent de nos jours pris dans un étau ***d'Islam inculturé*** et une réislamisation qui conteste la légitimation de l'Islam Noir africain. Ailleurs, un phénomène de christianisation s'effectue en grande pompe par la construction d'écoles villageoises, des banques de céréale, des centres de santé, des dispensaires et des cliniques chrétiennes. S'est instaurée alors dans le pays des Hadjaraï une situation interconfessionnelle complexe qui

---

[14] M. de CHABANNES Alain, « Étude sur la religion de la Margaye au pays Hadjaraye », Rapport de stage, 1er juin 1949.

entraîne dans son sillage la promotion d'un prosélytisme musclé frôlant des affrontements.

Quoi qu'il en soit, le sort de cette religion ancestrale résultera directement de cet affrontement entre l'islam et le christianisme au cours des prochaines décennies. À l'heure actuelle, la Margaï a subi de sérieux contrecoups allant de la désaffection de ses fidèles à l'émigration massive vers les grandes villes du pays. Nombreux sont ceux, honorant toujours la Margaï, ne craignent plus d'adresser en même temps leurs prières quotidiennes à Allah et observer le jeûne. Certains ont su bien se préserver jusqu'ici de l'islam et du christianisme avec efficacité mais d'autres, se repliant sur eux-mêmes ne sont pas parvenus à maintenir avec vigueur le culte de la Margaï. Cette situation évolue et se généralise dans tout le Guéra, accompagnée par une élévation sociale et économique apparaissant pour la plupart comme une réelle promotion. La considération politique, économique ou sociale dont jouissent certaines personnalités en raison de l'opulence qu'elles affichent lors de leurs déplacements dans leur région d'origine, est symptomatique à cette évolution psychologique. À l'exemple des hommes politiques qui viennent accompagnés d'une armée de serviteurs, apportant dans leurs véhicules des bouteilles d'eau minérale, de la nourriture et même leurs couchages. Ils apportent aussi dans leur sillage, quelques liasses de billets de banque qu'ils distribuent allégrement aux indigènes.

On peut entrevoir une échéance prévisible de fléchissement de la Margaï, apparaissant comme culte non armé pour résister aux assauts de l'islam et du christianisme. Elle est donc vouée à la disparition, se trouvant fort délaissée. Quoi qu'il en soit, nous avons raison de croire que la Margaï, si elle résiste encore dans deux ou trois générations, sera simplement réduite à une forme latente de superstition ou alors, elle est appelée à disparaître pour de bon.

DEUXIÈME PARTIE :

LES REPRÉSENTATIONS CULTURELLES

CHAPITRE III.

Dénomination du paludisme et interprétations culturelles de ses causes

3.1. Maladie « naturelle »

Les Dadjo désignent le paludisme par plusieurs termes et selon les périodes. Aussi, comme le souligne A. Zempleni, le diagnostic de la maladie comprend les opérations suivantes :

1) La reconnaissance de la maladie (symptôme) ;
2) La perception de sa cause ;
3) L'identification de l'agent responsable ;
4) L'origine.

La nosologie dadjo comprend une série de critères symptomatiques qui désignent la maladie selon des périodes conjoncturelles. La cause d'une maladie peut dépendre d'un contexte pendant lequel elle apparaît et peut être désignée par référence à une partie malade du corps ou à des symptômes :

« *Wanou-Tidya Toum Touro* » marque un changement d'état relevant des signes de faiblesse, de changement de comportement, c'est un terme qui signifie : « son corps ne lui va pas bien » et qui désigne une maladie naturelle. Cette expression répond au principe plus lent du déclenchement de la maladie qui, étant une maladie de « Dieu », ne nécessite pas le diagnostic du guérisseur. Néanmoins, des remèdes sont demandés et utilisés.

- « *Wanoum Baât-Ma* » se manifeste par un état grippal, d'un refroidissement, des sensations de chaud et de froid, de céphalées, de transpiration, bref ! c'est un état de maladie « naturelle ». Cette maladie apparaît lentement et affecte le corps, c'est en général toutes les maladies qui ne résultent pas des actes de sorcellerie.

Mais la désignation de la maladie chez les Dadjo est souvent descriptive et on peut la définir par référence aux symptômes ou au corps, aussi par un mot qui regroupe les deux :

- « *Am hou hou* » définit la coqueluche dont les quintes de toux provoquent le « Hou-Hou » (l'action de tousser).
- « *Am Kigneng-Gneng* » désigne la rougeole dont les boutons appelés « Gneng-Gneng » s'agrippent sur la peau.
- « *Ab Guilecky* » indique la méningite qu'on reçoit comme un coup de massue au cou. La massue est appelée « Guilecky » et est utilisée dans les conflits fraternels.

Une maladie peut résulter d'un acte de la Margaï et sa cause peut être conjoncturelle, dépendant d'un contexte particulier. Généralement, l'étiologie d'une telle maladie relève du savoir de la Margaï. La Margaï peut sanctionner des hypocrites (spécialement leurs représentants), des voleurs[15], des méchants, ceux qui font l'inceste, ceux qui

[15] Autrefois, disait mon père, il n'existe pas de voleur chez les Dadjo compte tenu des croyances et des pratiques. Les portes des cases ne sont jamais fermées, les champs ne sont jamais surveillés. Jusqu'à une époque récente encore, le mot « OGORTE » a été utilisé pour désigner l'Arabe qui vient voler le bétail.

détruisent des arbres où elle vit, etc. Bref, la Margaï agit à l'encontre de ceux qui brisent les interdits socioculturels. Par cette sanction, la Margaï, en tant que divinité aux pouvoirs supranaturels, consolide l'équilibre et l'harmonie du groupe.

Les maladies dites naturelles peuvent être causées par :

a) Une transgression à un interdit alimentaire lié à la consommation des nourritures douces avant le chef de terre. L'alimentation douce comprend : mil, maïs, canne à sucre, arachides, poids de terre, haricots et tous les produits agricoles.

* Fruits sauvages recueillis en brousse ou sur la montagne

* Produits de pêche (poissons frais et autres)

* Produits de chasse (spécialement les criquets pèlerins et les oiseaux migrateurs)

b) Un excès de nourriture : constipation, colique et autres diarrhées dues à l'abus d'une nourriture succulente.

c) Une épidémie : méningite, rougeole, choléra, etc.

3.2. Maladies « surnaturelles »

Considérons donc les termes dadjo du paludisme et situons-les dans leur contexte culturel :

RÉFÉRENCES					
Dénomination	Traduction littérale	Manifestation symptomatique	Corps malade	Cause	Période
Waké motchongué	« choses du nez »	céphalées – hyperthermie	« issoum » tête	premières pluies	juin-juillet
Tour-ndounlé	émettre des rots	Vomissements	« kongossé » le cœur	consommation des produits de cultures	août-sept.
Nadané	humidité	courbatures et douleurs musculaires	« makharigué articulations	l'humidité	août
Amkhibyié	fièvre rotative	État fébrile Avec élévation de température	« Meguiné » sensation de chaud et froid	inconnue	sept.-oct.
Tchirké	diarrhée	diarrhée bénigne	« Awké » le ventre	conduite alimentaire à respecter en évitant l'excès	oct.-nov.

« *Waké Motchongué* » désigne le halètement par référence à la chaleur que dégage le malade atteint de fièvre ; signifie les complications du nez. Cette maladie en général ne se déclenche qu'en début de la saison de pluies (juin-juillet).

« *Tour'Ndounlé* » désigne des convulsions ; qui signifie les complications du début de la saison ; se déclenche vers le mois d'août-septembre avec les épiaisons précoces.

« *Amkhibiyé* » qui désigne les moments où la fièvre baisse, signifie faire des rotations ; est relatif aux périodes où il n'y a pas de fièvre, où la fièvre baisse.

« *Nadané* » désigne l'excès d'humidité qui provoque des douleurs musculaires et des courbatures.

« *Tchirké* » désigne une diarrhée bénigne qui arrive à la suite d'une crise de paludisme.

* L'évolution clinique d'une maladie peut se traduire par différentes entités nosologiques. Déjà, on peut retenir pour distinguer l'état palustre des autres maladies les termes

suivants par ailleurs, le mode de description peut englober l'élément malade et donne une signification à une maladie :

« *Méguin-Touma* » marque un état fébrile désignant une fièvre qui se manifeste par un tremblement. Cela se traduit par "le froid l'attaque" parce que souvent le malade tremble en transpirant.

Par contre, les symptômes aigus du paludisme, les agitations, les crises d'angoisse se traduisent par :

- « *Sâtoum-Layi* » qui signifie sa calebasse est abandonnée, ne désigne pas une personne folle mais celle qui agit sous l'emprise d'une crise. Cela se traduit par le fait qu'une personne bien portante n'oublie jamais sa calebasse, élément important de la vie humaine pour boire de l'eau quelles que soient les difficultés qu'on rencontre.
- Tout accès fébrile accompagné de frissons et de céphalées est donc considéré comme relevant de l'entité paludisme. Néanmoins, les Dadjo ne considèrent pas le moustique (encore moins l'anophèle) comme à l'origine du paludisme. Seule sa piqûre est douloureuse et il est nuisible parce qu'il empêche de dormir.

On peut donc affirmer et souligner l'incidence de la saison des pluies par la présence d'étangs, des mares, des retenues d'eau ; les cultures précoces dans les alentours des villages favorisent le développement des gîtes larvaires et la parasitémie. On peut donc affirmer que le moustique, très abondant entre juin et octobre, avec une forte densité d'anophèles, inflige des piqûres aux hommes et leur donne la maladie du paludisme (dans la plupart des cas attribuable à des actes de sorcellerie).

3.3. La maladie, sa cause et sa venue

Nous allons évoquer le vocabulaire dadjo de la maladie, une référence à la sorcellerie comme moyen de compréhension du paludisme. Avant qu'une maladie soit localisée, précisée et dont la cause est connue (sorcier ou non) elle est définie par le manque de santé. C'est à partir de ce moment que les Dadjo peuvent définir et développer une terminologie de son effet. Mais la terminologie du déclenchement d'une maladie est semblable à un acte de sorcellerie qui, l'un ou l'autre investissent le corps et sont confondus par leur manifestation. Toutefois, l'acte de sorcellerie dans ses premières manifestations est source de peur parce qu'il se déclenche par une forte fièvre, des hallucinations auditives et des délires.

Dans une description vernaculaire, il est important de savoir si des signes sont identifiés par l'entourage du malade afin de les distinguer d'autres signes reconnus fréquemment par la nosologie vernaculaire. Dans un langage populaire, lorsqu'un médecin parle de paludisme, par exemple, il désigne une maladie caractérisée par un cycle épidémiologique précis dont le diagnostic identifie le plasmodium transmis par un moustique. Mais chez les Dadjo, l'accès fébrile existe, les céphalées aussi, de même que la diarrhée et le vomissement. Seulement, le moustique n'est pas reconnu comme agent vecteur du paludisme.

- « *Issoum Bâat-ma* » (céphalée, hyperthermie) viendraient de l'eau de pluie. Un homme peut faire « *Issoum Bâat-ma* » s'il s'expose aux premières pluies. Le contact avec les premières pluies, l'eau destinée aux divinités pour nettoyer les souillures et les impuretés de la terre, est toujours particulier. Elle rend malade celui ou celle qui la reçoit. C'est en juin. « *Issoum Bâat-Ma* » considère les céphalées en désignant l'élément « tête » comme le malade. Ce terme traduit « sa tête lui fait mal ».

- « *Kongossoum bâat-ma* » (vomissement) viendrait des fruits précoces, destinés comme offrandes aux divinités. Si l'homme consomme cette nourriture particulière qui nécessite une digestion particulière, le cœur pète et devient malade. Ce régime alimentaire peut altérer les fonctions du cœur et provoquer des vomissements. Les Dadjo estiment que vomir est lié à la réaction du cœur. « *Kongossé* » désigne le cœur lorsqu'il y a des vomissements ; relie le vomissement à une maladie du cœur.

Toute maladie est parfois assimilée à un acte de sorcellerie si sa première manifestation débute par une forte fièvre, un vomissement accompagné de délires. Aussi, une fièvre peut être causée par le paludisme dont les noms sont multiples. Dans le premier cas, le caractère violent et brutal de la fièvre avec des délires et des cauchemars pousse à l'incertitude et évoque une crainte liée à l'intervention du guérisseur ; dans le deuxième cas, l'expression d'une maladie naturelle a toujours été une cause évolutive et lente.

« *Tour'Ndoulé* » qui désigne le paludisme en période d'épiaison, est une maladie naturelle causée par la consommation des premiers produits de culture. Toute consommation des premiers fruits devant être autorisée par le chef de terre (qui a un statut vénéré) qui, à son tour, devait d'abord goûter les premières substances, qui ne peuvent en aucune manière être consommées. C'est un régime alimentaire spécial. Cette période se situe seulement entre août-septembre.

« *Waké motchongué* » est l'effet palustre de début de la saison correspondant à la période d'épiaison des cultures précoces de juin-juillet. C'est aussi les épiaisons précoces des champs travaillés aux alentours des concessions. Ainsi qu'un régime alimentaire spécial car tout ce qui est nouveau doit faire l'objet de test par les prêtres de la Margaï afin d'éloigner tout mauvais sort susceptible de décimer la société. Ces tests sont chargés de vertus protectrices.

« *Nadané* » est l'accès palustre avec des douleurs musculaires, des courbatures. Cet état est attribué à l'excès d'humidité car au mois d'août, les pluies sont très abondantes. L'humidité est censée entrer par les pores afin d'affecter les os du squelette humain.

« *Amkhibiyé* » phase correspondant à l'accès fébrile, désigne le moment où la fièvre se répète à un rythme régulier, avec des rechutes. Mais cette étiologie se rapproche de l'interprétation du paludisme puisque sa cause est souvent ambiguë. On ne connaît pas la cause exacte mais elle est à la fois une maladie de Dieu.

Les activités nocturnes des moustiques font de la saison pluvieuse chez les Dadjo de Mongo, une période particulièrement très difficile. Dans l'esprit des gens, la responsabilité des fièvres et des crises de paludisme n'est pas attribuée aux moustiques. Simplement, ils sont regardés comme un fléau ou comme une malédiction par les populations. Temps des veillées, la saison est marquée par une paralysie des activités champêtres et une inversion de la vie quotidienne des populations.

C'est la période où l'on consomme le plus de thé fort et la bière locale pour pouvoir veiller ; c'est aussi la période des danses nocturnes agrémentées de chants pour éviter les somnolences. Les hommes sont obligés de dormir le jour et de veiller la nuit. Toujours fatigués et nerveux, les hommes manquent d'entrain pour reprendre tôt leurs travaux.

Dans leur entendement, ces insectes perturbent la tranquillité des gens par leur nuisance sonore parce que les gens ont le matin le corps meurtri, ponctué des éruptions cutanées dues aux piqûres des moustiques.

Alors qu'en fait, la mortalité est plus élevée pendant cette période que durant le reste de l'année, le rôle le plus déterminant de la transmission du paludisme est tenu par le vecteur (anophèle). La transmission est pratiquement nulle pendant 6 mois, mais maximale en fin de saison de pluies qui dure 3 mois. L'essentiel de la transmission est concentré pendant 2 ou 3 mois de vraies pluies. La présence de l'anophèle est tributaire des eaux pluviales stagnantes. Les gens se sentent fatigués et engourdis le jour par la fièvre et les fatigues de nuit successives sans sommeil. La conséquence d'un cas d'invalidité est évaluée pour un accès simple chez un adulte, sémi-immun à 1,5 à 6 jours et pour un enfant de 2 à 6 jours. Le prix d'un décès comprend le salaire non perçu, la contribution manquante au PNB et l'investissement gaspillé en éducation ; la valeur d'une vie humaine peut être évaluée, de manière simpliste, à la capitalisation du revenu du défunt pendant une période moyenne supposée de 20 années de vie productive[16]. Les moustiques sont abondants et leur agressivité donne fièvre, céphalée et amaigrissement.

[16] Marc WERI, Marc COOSEMANS, *Cahiers santé*, 1993, p. 3 : 323-30.

CHAPITRE IV.

Thérapeutiques traditionnelles du paludisme

4.1. Typologie des thérapeutes traditionnels

4.1.1. Le maître ou le prêtre de la Margaï

Le maître de la Margaï représente en effet un pouvoir personnel pour guérir les maladies. Les moyens utilisés sont divers : feuilles d'arbres spéciaux mâchées ou pilées ensuite projetées ou données en médications au malade pour être ingérées. La composition de ces feuilles étant toujours dictée par la Margaï, leur utilisation est accompagnée par des invocations. Leurs fonctions de médecin prennent une importance capitale à la vie de la société, qu'ils n'ont aucunement le droit de quitter le territoire.

Le maître de la Margaï est un spécialiste qui tient un savoir ou plutôt une mine de stratégies de guérison parvenant des ancêtres, mais investi d'un pouvoir de divinité (Margaï), et dispose d'un savoir en matière thérapeutique. Il est donc présenté comme le plus puissant du territoire.

Le maître de la Margaï est concerné par la présence de sorciers dans sa tribu. Il ne se préoccupe pas en personne de faire cesser leur action, mais peut prendre en main toutes les formes de lutte contre la sorcellerie et son dépistage systématique par des ordalies une fois qu'un sorcier est accusé et présenté chez lui.

La détention du pouvoir projette le maître de la Margaï dans un monde à part. Il est soumis à de nombreux interdits qui le situent en dehors des normes :

Le premier interdit le plus apparent est celui de se déplacer ou de franchir les limites du territoire ; les frontières de la montagne matérialisées sur le terrain autour du massif est un interdit qui a été toujours respecté.

Il est interdit au maître de la Margaï d'avoir des contacts physiques avec des étrangers, de partager un repas, de manger en public. Il doit en plus satisfaire ses besoins naturels en toute discrétion. Il doit être cloîtré chez lui.

Le maître de la Margaï doit en principe avoir le privilège de porter une tenue vestimentaire spéciale. Il a droit à l'attitude de respect de tous les villageois qui doivent s'accroupir devant lui. Il détient un pouvoir sur la nature : de sa bonne foi dépendent la fertilité du sol, l'abondance des récoltes et la reproduction des hommes. C'est bien de son corps physique – jusqu'à ses sécrétions et ses déjections – que dépend la prospérité de son état, mais il faut noter que le vieillissement du prince ne semble avoir aucun retentissement sur sa chefferie (Jeanne-Françoise VINCENT, 10/1990, *Chefs et Rois sacrés*, p. 121-144).

4.1.2. Le *gamaryntché* ou guérisseur traditionnel

Dans la société dadjo, *GAMARYNTCHÉ* est le guérisseur-voyant, détenteur de savoir et de pouvoir sur la sorcellerie. C'est un sujet asexué et peut être homme ou femme. Le *gamaryntché* est aussi un sorcier mais un maître-sorcier qui exerce ses activités de thérapeute en marge des sorciers mangeurs d'âmes et peut les appliquer contre leurs actes. Son don de clairvoyance reste un mystère pour le commun des mortels et dont seule la Margaï a le secret.

Le guérisseur a un pouvoir qui le crédite auprès de la société et qui lui donne un prestige. Ses principaux bénéfices comme homme du pouvoir sont : la respectabilité, l'honorabilité, la renommée, la reconnaissance. Le pouvoir du thérapeute tient d'une force qu'il exerce sur le corps et l'esprit du malade, d'une force qui ne peut menacer l'intégrité de la personne.

Ayant donc une place dans la société, le guérisseur fonde son pouvoir sur la capacité d'intervenir sur la maladie et la souffrance. Il se donne le pouvoir de repousser la mort, en guérissant le malade. Aucune contradiction n'est perçue une fois que l'éventail symbolique et thérapeutique est mis à contribution pour rechercher une efficacité. La logique du guérisseur est une logique du pouvoir alors que celle du malade est une logique de la guérison. Les deux logiques entrent en contact et se fusionnent dans la quête de la santé.

En réalité, un rapport de force lie celui qui pose le diagnostic et celui qui soumet son symptôme, mais aussi entre celui qui s'y connaît et celui qui souffre. L'acte thérapeutique est donc sous-tendu par cet enjeu de pouvoir autour du savoir qui peut faire que même l'homme le plus riche du village, lorsqu'il est malade, peut recourir au guérisseur parfois pauvre matériellement.

Parallèlement à ses fonctions de thérapeute, il assure la guérison des malades envoûtés par des plantes aux vertus protectrices et peut, pour des actes de sorcellerie, réprimer un sorcier. C'est le spécialiste des maladies causées par les sorciers au point où il est confondu à tort aux sorciers.

Le guérisseur est la première personne à laquelle se réfère le malade en cas de complications et attend des explications. Pour la plupart des cas, la demande du malade est motivée par un sentiment de peur et de crainte qui culpabilisent un acte de sorcellerie. L'angoisse du malade ramène toujours le guérisseur psychologiquement à ne pas répondre à la crainte et à la peur de son patient par une difficulté à ne pas pouvoir le soigner.

Le guérisseur ne met jamais en question l'existence de la maladie et le prend directement en charge dans une dimension socioculturelle une fois que les symptômes lui sont décrits. Puis, il essaie de donner une traduction culturelle chargée de sens qu'il situe dans un moment quelconque. Le guérisseur travaille avec des sentiments les plus intimes et convictions les plus profondes sans considérer le malade comme un client. Et le malade ne se doute jamais de l'authenticité de son comportement.

Pour comprendre son patient, le guérisseur use et abuse d'arguments psychologiques **complexes** en se plaçant dans une position d'enquête. Il utilise aussi :

- la conjonction de l'intelligence (sens social) ;
- la prédisposition (désir de croire)

que manifeste son consultant pour permettre un résultat. N'ayant pas le même statut social, le malade appréhende un langage universel constitué par un système populaire de diagnostic étiologique transposé à la nosologie de pensée traditionnelle médicale. Alors, leur relation prend une tournure dans la vie. D'abord, le malade approuve une affection, lui rend visite fréquemment puis, séduit par la dimension intérieure et la probité spirituelle qu'il lui découvre, se donne l'impression d'avoir établi une communication avec le guérisseur. Seule, sa présence lui procure un sentiment de sécurité qu'on peut difficilement situer.

Une fois guéri, l'ancien malade devient un disciple. Le guérisseur peut lui enseigner des incantations pouvant protéger ou éloigner des actes de sorcellerie.

Le guérisseur dadjo ne se comporte jamais en connaisseur, ni en expert, ni en médecin. Cependant, discret et modeste, fondamentalement à l'écoute, sa fonction le met dans une position de médecin car non seulement il consulte, diagnostique mais aussi prépare des médicaments à base de plantes. Lorsqu'il reçoit son patient, il essaie d'exercer son métier en demandant toujours l'aide de Dieu. De son comportement, on lit qu'il est loin des médecins des sciences infuses.

D'un point de vue, on peut faire référence à la croyance en faisant obstruction à la science en disant : « On peut y arriver quand on y croit ». Et ce phénomène de croyance nous renvoie à démontrer que ni le guérisseur, ni son patient ne pourront expliquer dans la pratique ce qui a été accompli. Néanmoins, nous ne le répéterons pas assez que l'efficacité de cette pratique thérapeutique ne peut dépendre que du facteur psychologique du malade. La séduction y compte pour beaucoup, la contingence culturelle, la conviction aussi tout comme le « mythe » de la Margaï.

Mais tout savoir traditionnel n'est pas un savoir négatif et n'implique pas son utilisation dans le dessein de nuire à autrui pour faire triompher les pouvoirs du mal sur le pouvoir du bien. Jamais le guérisseur dadjo n'associe les notions de forces maléfiques redoutées pour faire du mal.

Dans le cas plus simple du sorcier lanceur de sorts, des techniques variées sont utilisées pour détecter le mal que le sorcier a introduit dans le corps du malade. Une fois que la cause de la maladie est identifiée, les soins ne se feront qu'après un sacrifice. Et généralement, pour ce cas simple de sortilège, le *gamaryntché* retire, au su et au vu de tout le monde, des objets introduits dans le corps du malade, tels des sagaies, des gris-gris, des morceaux de fer rouillés, etc. Mais avant, il fait remplir une grosse calebasse d'eau dans laquelle il met une autre plus petite. Il lit dans cette eau le mal et les objets introduits dans le corps du malade.

Aussi, le *gamaryntché* peut employer ses moyens pour détecter les sorciers nuisibles, ceux qui arrêtent la pluie, qui envoient un malheur au village (ceux-là le font par intention de vengeance). Pour les dépister, le *gamaryntché* procède par lier des morceaux de roseaux qu'il interroge en passant devant toutes les concessions. Lorsque les roseaux liés ensemble l'entraînent en direction de la concession indiquée, le sorcier est identifié.

4.2. Le tchaskytché ou le sorcier

Généralement, le sorcier appelé *tchaskytché* est celui qui transmet la maladie. C'est l'individu le plus jaloux, envieux, ayant des goûts incoercibles des biens d'autrui ; il est doué de pouvoir surnaturel de lancement de sorts ; il est un meurtrier sans poison. Le sorcier peut être bien un homme ou une femme **mais il n'est pas asexué ou hermaphrodite.** C'est la personne dangereuse, honnie. Il peut y avoir des regroupements de sorciers, une bande de sorciers **faisant partie intégrante de la société. En d'autres termes, la communauté dadjo est entourée et traversée par les sorciers.**

Il existe deux sortes de « tchaskytché » sorcier chez les Dadjo :

- Un tchaskytché jeteur de sorts, moins dangereux parce qu'il ne tue pas. Il cherche à nuire à autrui par jalousie, par vengeance. C'est un individu qui envoie, dans le corps de son ennemi, des morceaux de ferrailles, des sagaies, des houes, des clous, des aiguilles, des lames, des fils, etc. Il fait pénétrer ces objets dans le corps de son ennemi pour le rendre malade avec la douleur d'une morsure d'insecte ou, dans certains cas, par une douleur dont seuls les thérapeutes en arrivent à poser le diagnostic et identifier la maladie.

- Un *tchaskytché* mangeur d'âmes, plus redoutable car il tue. Dans son entreprise de destruction, le sorcier attaque les parties les plus sensibles du corps de sa victime. Ainsi, les Dadjo pensent que le malade a mal au cœur quand il vomit et le sorcier essaie de lui arracher le cœur, il lui arrache l'âme quand il a des céphalées, de lui boire le sang lorsqu'il a une forte fièvre, de lui arracher les tripes lorsqu'il a des diarrhées...

Aussi, les actes de sorcelleries peuvent se traduire par des troubles qui poussent le malade à tenir des discours pendant que la tête chauffe. À ces signes de forte fièvre, la terminologie dadjo ajoute des faits évocateurs tels : avoir des hallucinations exprime une lutte acharnée avec le sorcier qui essaie de l'étouffer. Et on traduit par ***« Mir oz golouma »*** qui signifie « Il lui attrape la gorge » ; ***« Am our tam kouma »***, « Il lui boit le sang », relatif à une hausse de température. Par contre, si le malade est pris de délire violent, c'est houspiller le sorcier ; suffoquer avec convulsions, c'est échapper à l'emprise du sorcier et délirer sans cesse, c'est résister aux attaques répétées du sorcier.

Les sorciers agissent de nuit et agressent leurs proies dans les songes.

- Le sorcier sort son « âme » la nuit et abandonne sa carcasse de corps. Il se promène la nuit sous le signe d'une lumière verte et s'attaque aux « âmes » des autres personnes.

- Le sorcier réputé peut laisser tomber par mégarde un objet qui peut être dangereux pour le récipiendaire (tout don ou objet émanant d'un sorcier est réputé dangereux).
- Le sorcier peut introduire des objets maléfiques dans le champ ou dans la cour de la demeure d'un individu pour le détruire.
- Le sorcier introduit subrepticement des objets maléfiques dans le corps de son ennemi par sortilège pour rendre malade.
- Le sorcier peut enterrer l'âme d'un individu en la cachant dans une gourde, une jarre, une bouteille ou une calebasse, pour nuire.
- Le sorcier peut profiter d'une épidémie pour manger les enfants fragiles.
- Le sorcier peut se transformer en oiseau (chouette ou hibou) pour communiquer des maladies généralement la nuit.

C'est à partir de là que le guérisseur est sollicité pour débuter son processus thérapeutique visant à mettre un terme à l'acte de sorcellerie (vol de l'âme ou du cœur). Il est d'abord chargé très souvent de déterminer la cause d'une maladie. Une consultation divinatoire peut confirmer ou infirmer la culpabilité d'une personne soupçonnée. Mais les soupçons orientés maladroitement peuvent se muer en accusations publiques ; il faut donc des confrontations devant les divinités.

4.3. Le contre-sorcier : rôle du guérisseur

Le traitement collectif de cas de sorcellerie constitue toujours un problème spectaculaire pour la société dadjo. Tout présumé sorcier soupçonné de cas de sorcellerie est menacé de violence par les parents angoissés. Généralement, on fait appel à un guérisseur qui utilise pour identifier le sorcier, plusieurs techniques de dépistage :

- Mettre des herbes odorantes, des feuilles, des racines ou des écorces des arbres dans un tison de poterie rempli de braise. On fait maintenir en position assise le malade et on le couvre de plusieurs couvertures lourdes ou une peau tannée. Dans le noir, on lui fait inhaler, par respiration, l'odeur des herbes. Mais il se trouve que dans son exhalaison forcée à l'étouffement, le malade est obligé de répondre à des questions telles : Qui t'a mangé ? Qui est le sorcier ? Dis-nous comment il s'appelle ? C'est un homme ou une femme ? Il n'est absolument possible d'arrêter la torture qu'en prononçant le signalement du sorcier. Par moments, on peut s'évanouir si l'opération perdure et si on n'a rien à dévoiler. Mais tant qu'on ne donne pas le signalement du sorcier, on est sûr d'être torturé des jours de suite. Quelquefois dans le balbutiement de la voix et des éructations, un nom identique à celui d'un voisin souvent mûr d'âge et aux yeux généralement rouges peut se dévoiler ; c'est alors que les parents, se sentant autorisés à agir, prennent des gourdins et investissent la demeure du sorcier pour l'agresser. Par moments, sous l'effet des herbes odorantes, le sorcier est obligé de venir lui-même au lieu de la scène pour s'excuser.

- Découvrir dans les signes des oracles (cauris ou des morceaux de bois, etc.) le signalement du sorcier ; savoir juste si c'est une femme ou un homme ; s'il est puissant ou non.

- Voir dans une grande calebasse d'eau les objets et le sort qu'a jeté le sorcier au malade. Il n'est pas exclu que le thérapeute fasse usage du miroir.

- Lier ensemble un certain nombre de roseaux et procéder par interrogatoire devant toutes les concessions pour déceler le sorcier.

Toutes imageries nocturnes, ayant suscité d'angoisse ou la terreur, peuvent conduire le malade chez le guérisseur. Dès qu'un malade hurle dans l'obscurité et crie qu'on le dévore ; qu'il se débat dans la nuit contre des agresseurs invisibles ; qu'il halète, on peut recourir à certains cas de fausses accusations à l'autel de « Margaï » les divinités de montagne. On permet une ordalie qui fera éclater la vérité.

Il est donc souvent impossible de déceler un sorcier très puissant et on ne peut constater son action qu'après la mort de l'individu. À certains moments, on peut procéder à l'interrogatoire à titre posthume de la dépouille mortelle même. Autrefois, le coupable est immédiatement exécuté par les parents de la victime. J.-F. VINCENT donnait le condensé d'un récit d'événement qui se passe chez les Saba de Melfi, voisins des Dadjo en disant : « Un ancien du village apparenté au mort ou un chef de Margaï conduit l'opération et prend trois pailles arrachées au toit du défunt. Le corps est sorti de la maison et tenu debout par deux parents : "Si tu es mort par la Margaï, je te frappe avec ces pailles, avance vers moi". Le corps ne bouge pas. "Si tu es mort de maladie, avance vers moi". "Si tu as été tué par un sorcier, avance vers moi". Si le corps bouge, on recherche le sorcier. "Montre-moi le sorcier", dit celui qui mène l'interrogatoire. Deux hommes chargent le corps sur les épaules et se sentent obligés de courir jusqu'à une certaine concession où ils s'arrêtent. Tous les membres de la concession sortent et chacun à son tour, en lançant sur le cadavre des pailles du toit, déclare : "Je te jette ces pailles. Si c'est moi le sorcier, avance"[17]. Le mort peut pousser ceux

[17] J.-F. VINCENT, *Le pouvoir et le sacré chez les Hadjaraï du Tchad*, 1975.

qui le transportent en direction du sorcier. La quête de la vérité sur les causes mêmes de la mort de quelqu'un de proche devient une grande préoccupation, une angoisse dans la conscience collective dadjo.

Jusqu'alors, si les sociétés africaines notamment dadjo accordent une place de choix aux morts, c'est probablement que la mort ne peut laisser personne indifférent. La mort est susceptible de produire en l'homme une certaine émotion, surtout quand elle frappe un proche parent, un visage familier et intime. La mort éveille aussi de profondes angoisses laissant entrevoir une disparition personnelle.

Le prêtre de la « Margaï » utilise aussi plusieurs moyens pour déterminer le sorcier devant les dénégations d'un coupable, notamment l'ordalie :

- Offrir une eau particulière à celui qu'on soupçonne de sorcier. Il vomit aussitôt s'il est victime de fausses accusations. Mais il peut en mourir s'il a mangé la victime.
- Mettre un objet en fer dans un liquide bouillant. La personne soupçonnée de sorcier doit plonger la main et retirer l'objet chauffant. S'il est coupable, il se fait brûler ; sinon il le retire tranquillement.
- Faire manger à l'accusé une sorte d'oignon sauvage appelé "*Irï*". Si l'individu est coupable, il est empoisonné.
- Mettre le bracelet de la Margaï en proclamant très haut son innocence. L'accusé peut tomber malade.

Quelquefois par craintes inavouées, des personnes refusent de se présenter devant la « Margaï », n'acceptant pas de porter le breuvage à la bouche ou de plonger la main dans le liquide brûlant. Alors, ils sont reconnus sorciers. On leur demande purement et simplement de recracher la victime, d'indiquer le lieu où l'âme a été dissimulée ; d'exiger le rétablissement du malade et, souvent, ils sont battus à mort.

Si les charges retenues contre l'accusé se confirment après une ordalie, une loi villageoise commande de ne plus approcher l'anthropophage ; on peut le poursuivre par une huée de protestations en lui lançant des projectiles pour l'éloigner. On peut le châtier. On peut le condamner à une forte amende. On peut le bannir de la société ; son isolement amène à le considérer comme étant un mort social ou un marginal quelquefois ; on peut le condamner à la mort ou procéder à sa mise à mort à la place publique. Cependant, on constate que l'accusé se soumet aux indications et aux décisions du clan, des ordalies ou de la sentence des anciens et accepte la peine qui lui est infligée sans éléments de preuve. À mon sens, l'erreur judiciaire fait totalement défaut car fréquemment, ceux qui se trouvent accusés et condamnés pour la maladie ou la mort d'un autre homme ne sont pas convaincus de leur faute ni d'intention méchante. « Plutôt que de faiblesse, c'est d'une mauvaise économie du pouvoir qu'il s'agit dans la critique des réformateurs. Trop de pouvoir dans les juridictions inférieures qui peuvent – l'ignorance et la pauvreté des condamnés aidant – négliger les appels de droit et faire exécuter sans contrôle des sentences arbitraires ; trop de pouvoir du côté d'une accusation à laquelle sont donnés presque sans limite des moyens de poursuivre, alors l'accusé en face d'elle est désarmé, ce qui amène les juges à être tantôt très sévères, tantôt, par réaction, trop indulgents ; trop de pouvoir aux juges qui peuvent se contenter de preuves futiles si elles sont "légales" et qui disposent d'une assez grande liberté dans le choix de la peine ; trop de pouvoir accordé aux "gens du roi" non seulement à l'égard des accusés, mais aussi des autres magistrats ; trop de pouvoir enfin exercé par le roi puisqu'il peut suspendre le cours de la justice, modifier ses décisions, dessaisir les magistrats, les révoquer ou les exiler, leur substituer des juges par commission royale. La paralysie de la justice est moins liée à un affaiblissement qu'à une distribution mal réglée du pouvoir, à sa concentration en un certain nombre de points et aux conflits, aux discontinuités qui en résultent. »[18]

Enfin, on peut avouer sa culpabilité devant la « Margaï » en refusant de boire, ou de mettre la main dans le liquide chaud, aucune violence n'est nécessaire à partir de ce moment et la loi du bannissement est la seule nécessaire ; peut-être une réparation est demandée.

[18] Michel FOUCAULT, *Surveiller et punir*, Tel, Gallimard, 1975.

CHAPITRE V.

De l'éducation sanitaire à la promotion de la santé

5.1. Le traitement du paludisme « surnaturel »

Lorsqu'une maladie survient, les Dadjo cherchent toujours à savoir d'où elle vient avant de la faire disparaître, et la plupart des maladies font objet de consultations chez le guérisseur. La recherche des causes extérieures au corps prime sur le diagnostic anatomique.

Souvent, on dit que la santé n'a pas de prix alors qu'on la paie cher, par la souffrance, les sacrifices, les aumônes, les dons, ou par l'achat des remèdes. En fait, le montant du don n'est jamais fixé par le guérisseur, mais implicitement par la société. Il convient de reconnaître en toute modestie que dans l'univers dadjo, le malade est toujours pris en charge par le thérapeute même s'il est dépourvu de moyens financiers. La question de l'accès aux soins de santé ne se pose pas chez les Dadjo. De même que les procédures donnant lieu à l'accès au thérapeute se confondent à l'accès immédiat. Mais si on ne donne rien, on perd la confiance du guérisseur ou les bénéfices des soins ; le don doit être à la hauteur du guérisseur. La théorie du « don contre don » de Marcel MAUSS trouve exactement sa place et son sens dans l'échange malade-guérisseur.

Aussi, la force du lien thérapeutique tient à plusieurs éléments parce que le guérisseur et son malade peuvent être liés par des menaces :

- La guérison risque de ne pas être obtenue si la dette au guérisseur n'est pas acquittée car il agit toujours avec la complicité des génies à qui des offrandes sacrificielles doivent leur être faites.
- Le guérisseur s'expose aussi parce que pendant ses activités d'attaque contre les esprits maléfiques, il se bat toujours et les mauvais esprits des sorciers peuvent se retourner contre lui.
- Les divinités qui sont toujours et partout complices peuvent refuser d'aider si le don n'est pas à leur hauteur, si le sacrifice n'est pas fait.

Généralement, on ne discute pas le prix de la guérison lorsqu'une demande est faite par un guérisseur. Ainsi, se justifie le pouvoir du soignant sur le soigné car souvent, les exigences sont faites au cours des séances de divination.

Le traitement d'une maladie consiste en l'administration des remèdes **résultant** de la connaissance des végétaux, de l'association d'autres éléments mais basés sur des rituels dont les génies sont complices. Chaque traitement appelle un cas particulier de rituel et n'a pas pour la plupart des cas le même jour après consultation.

Le guérisseur détermine la maladie et son origine, invite le patient à revenir les jours suivants ; car très souvent, il faut collecter, en fonction des gravités des maladies, les écorces, les feuilles, les racines d'arbres pour confectionner le remède. Le traitement ne peut être disponible que dans le cas des maladies fréquentes dont le remède est couramment disponible. La maladie pour un Dadjo, c'est une menace qui attaquerait celui qui néglige de se soumettre aux consultations divinatoires. Dans tous les cas, une maladie oblige à recourir au devin.

La consultation du thérapeute permet d'obtenir le traitement dans le cas où la maladie a été diagnostiquée. Mais toujours est-il que c'est le guérisseur qui pose un diagnostic étiologique à l'aide des techniques divinatoires jamais remises en question. Aussi, il existe dans la thérapie traditionnelle dadjo un remède préventif qu'on peut prendre ou administrer avant le déclenchement de la maladie ; pour écarter les actes malveillants du sorcier, des amulettes peuvent être portées ; des racines, des feuilles d'arbres, des écorces peuvent servir de parfum ou de breuvage...

- Préparer un breuvage à base de plantes souvent très amères, se laver avec ou boire.
- Mettre des herbes odorantes dans un tison de poterie et exhaler l'odeur par la fumée.
- Faire porter une ceinture de talismans autour des hanches.
- Immoler un agneau sur une termitière, à l'autel de la « Margaï » ou à un endroit précis.
- Remplir une gourde d'une boisson alcoolisée, y ajouter un breuvage et la déposer très tôt dans un trou indiqué ou la **casser** à un endroit indiqué.
- Tourner autour de la tête du malade une poule vivante et l'égorger à un endroit et un moment précis.
- Faire laver le malade avec des feuilles, des écorces, des racines d'arbres pilées dans un mortier.
- Malaxer des végétaux et enduire le corps du malade.
- Tourner autour de la tête du malade un œuf en coque de poule et l'exposer très tôt avant le lever du jour à un croisement d'une rue.

- Retirer après un sacrifice des objets maléfiques en fer, de la viande pourrie introduits dans le corps d'un malade.

5.2. La promotion de la santé

Face au système de soins de santé publique dont la lutte antipaludique est considérée comme élément essentiel de la stratégie mondiale des soins de santé primaire placée sous surveillance par l'OMS, avec quatre composantes techniques fondamentales[19] :

- Diagnostic précoce et traitement rapide de la maladie ;
- Planification et mise en œuvre de mesures de prévention sélectives et durables, y compris la lutte antivectorielle ;
- Détection précoce en vue de prévenir ou d'endiguer les épidémies ;
- Renforcement des capacités locales de recherche pour encourager la réévaluation régulière de la situation du paludisme dans les pays, notamment les déterminants écologiques, sociaux et économiques de la maladie.

Les pratiques traditionnelles dadjo désorganisent les services de santé et aggravent la situation du paludisme. Le problème de lutte contre cette grave menace pour la santé publique demeure d'ordre mondial. Dans le contexte du pays des Dadjo, l'amélioration de la situation endémique – semble-t-il – peut passer par les mesures classiques, telles la protection par la moustiquaire imprégnée, la lutte contre le vecteur, le traitement de tout accès palustre.

Nous avons montré brièvement les représentations culturelles du paludisme dans une population hadjaraï et

---

[19] OMS, Aide-mémoire n° 94, novembre 1995.

nous avons exposé des observations sur l'incidence de la maladie et le vecteur.

Le paludisme occupe le premier rang des maladies parasitaires dans le Guéra au Tchad et est responsable d'une grande morbidité surtout en saison des pluies où il y a une forte augmentation de l'incidence annuelle due à l'importance des gîtes larvaires. L'apparition saisonnière brutale et l'augmentation de l'incidence plasmodiale imposent souvent une situation nouvelle, dramatique de la morbidité palustre surtout chez les plus vulnérables : les femmes et les enfants, même s'il faut reconnaître que c'est toute la sphère dadjo qui se trouve touchée.

Pour le cas de Mongo, le pays des Dadjo, le climat est un facteur essentiel responsable des variations saisonnières de l'endémicité. La principale variable dans le climat est l'importance des précipitations qui durent 3 à 5 mois et qui lient la prévalence du vecteur à l'incidence palustre ; les habitations situées aux pieds des montagnes y sont pour beaucoup, les étangs, les rivières, les eaux stagnantes aussi et les herbes autour des cases.

À une époque, le Dadjo est l'agriculteur paisible, attaché à ses cultures et ses traditions ; il mène une vie simple partagée entre son champ et son village.

Le peuple dadjo est de structure patrilinéaire et patriarcale, cultivateur de mil, de sorgho, éleveur de moutons et sédentaire, qui connut des approximations d'approches longtemps discutées aussi bien sur son origine mythique que sur son existence.

De nos jours, tous les villages dadjo installés autrefois auprès des montagnes sont descendus au bord des routes, abandonnant lieux de prière, autels, cultes et huttes votives. Plusieurs familles possèdent des postes de transistors, s'habillent à l'européenne ou à l'orientale, changent leur mode alimentaire et se libèrent peu à peu de l'emprise de leurs traditions.

En tenant compte du changement de mentalité intervenu dans les populations dadjo, il semble envisageable aujourd'hui d'introduire des infrastructures sanitaires concernant le paludisme afin de susciter des comportements sanitaires préventifs et curatifs.

Certes, les informations sanitaires ne seront pas ponctuellement suivies, mais on peut savoir mettre en place des programmes de lutte antipaludique.

En faveur de ce type d'action, on peut probablement proposer la lutte contre le vecteur qui sera le meilleur moyen de contribuer à l'identification du moustique comme étant le vecteur du paludisme. Cela entraînera la réduction de l'incidence annuelle du paludisme (taux de prévalence) dans la région et contribuera ainsi à une meilleure connaissance du paludisme.

TROISIÈME PARTIE :

LA COHÉSION DE MEUTE ET LA SURVIE SOCIALE

CHAPITRE VI.

Les thérapies traditionnelles chez les Dadjo

6.1. L'influence des pensées traditionnelles

Il m'est très difficile de parler des croyances populaires dadjo sans évoquer une histoire scabreuse qui a marqué ma vie durant et qui constitue une version originale des croyances traditionnelles des Hadjaraï.

Lorsque j'étais enfant, je jouais un après-midi avec mes deux frères dans la cour de notre mère. Quel âge avais-je, je ne me rappelle pas exactement. Tout à coup, un épais nuage traversa le ciel qui s'assombrit aussitôt. C'était la fin septembre, le mois qui annonce la fin de la saison des pluies où de temps en temps, des gouttelettes d'eau tombent par moments pour asperger le sol et les plantes d'humidité. C'est la saison de l'arc-en-ciel, c'est aussi le temps des éclairs et des vents violents, de la foudre et des torrents.

Cet après-midi-là, un nuage noir descendit de l'Est et cacha brusquement le soleil. Un vent violent passa, ramassant sur son passage de vieilles nattes, des haillons et des mottes de terre. Au loin, on n'apercevait plus la montagne et toute la nature était dans une couche épaisse de poussière.

Brusquement, des gouttes d'eau se mirent à tomber. Le gros nuage s'épaississait davantage et les éclairs zébraient le ciel. À mesure que le vent augmentait, le ciel s'assombrissait et les éclairs se multipliaient, en diffusant avec violence, la colère des foudres. À certains moments, lorsque la foudre tombait, on avait l'impression de vivre l'effet d'une bombe atomique, tellement la décharge était violente. Ce n'était, de toutes parts, que violentes rafales s'avançant en tourbillons tantôt faibles, tantôt forts suivant la vitesse du vent, la poussière s'élevant jusqu'aux cimes des arbres que l'ardeur du torrent tordait vers le sol, avec un hurlement de fauve et des crépitements de feu d'artifice.

Ma mère de sa case sortit brusquement et nous somma, mes frères et moi, de nous abriter. Elle a raison parce qu'en fait, en plus de la poussière qui peut nous rendre malades, on peut tousser, on peut éternuer, on peut suffoquer ; les yeux peuvent être endoloris par la poussière âcre et piquante qui s'élève de la terre ; la foudre peut au hasard tomber sur l'un d'entre nous. Elle nous obligea presque en criant très fort et en nous menaçant d'une chicote à la main. Nous regagnions quand même la case mais avec contrainte. Peu après, je fus tenté par l'envie de sortir et j'ai pu inventer une histoire, d'aller pisser. Je reçus donc l'autorisation de me mettre à l'aise. En fin de compte, n'y pouvant tenir et ne sachant d'ailleurs plus patienter pour sortir de cet enfer d'inertie, je finis par sortir de la case. Je m'accroupis en plein air et fis semblant de pisser tandis que je prenais le vilain plaisir de me faire mouiller.

Le tonnerre grondait plus fort, des éclairs traçaient dans le ciel noir d'aveuglants sillons, déjà les grosses gouttes de pluie, chassées par le vent, me fouettaient au visage. C'était la tornade.

À peine me suis-je fait mouiller que j'aperçus une silhouette qui avançait à grandes enjambées courbée presque en deux, la personne pressait les pas et semblait se vanter de pouvoir prendre la tornade, allant droit devant sans aucune crainte vers la porte. Ni le vent, ni la poussière ne semblaient même pas l'accommoder. Et je continuais à voir, avec admiration, cette personne bien habillée qui, en ce moment orageux de la journée, choisit cette mauvaise heure pour rendre visite. On ne sait pour qui, pourquoi et dans quel but. Je m'immobilisais totalement en voyant le jeune homme traverser la concession pour entrer chez notre voisine.

Je reconnus le jeune homme et je compris pourquoi il choisit ce moment torrentiel seulement pour rendre visite à cette jeune femme. La femme en question est mariée et son époux a voyagé à quelques lieues de là pour deux jours. Le jeune homme semble avoir pris un rendez-vous avec la dame puisque l'attitude d'un homme sûr de lui dans la précipitation à pénétrer dans la case me le prouve. Il profitait donc de l'orage pour ne pas se faire voir.

Quelques minutes après, je repartis en courant dans la chambre de ma mère et je me mis à chuchoter la nouvelle aux oreilles de mes frères.

Une heure plus tard, lorsque le sol était totalement mouillé, que les gouttelettes se raréfiaient, que le vent s'amenuisait et que l'éclair cessait d'illuminer le ciel en diffusant le grondement du tonnerre, je fus frappé par une curiosité d'aller vérifier ce que j'avais déjà vu auparavant. Avec la complicité de mes frères, j'obtins encore l'autorisation une fois de plus de sortir, tant bien que mal, j'ai été reproché violemment de m'exposer aux « maladies » et c'est à peine que maman m'autorisa de son gré. Je sortis quand même avec l'intention d'assouvir ma curiosité.

Enfin dans le rideau de brouillard des nuées poussées par le vent comme des sombres furies, une éclaircie se fit et deux silhouettes apparurent. On eût dit qu'elles s'ouvraient une porte et se frayaient un chemin ombrageux. Aussitôt, nos tourtereaux de l'ombre de s'entrelacer, de se câliner suivant la sinuosité du terrain, l'humidité de l'atmosphère ou le caprice du vent.

Dans mon élan de curieux, je fus freiné par le comportement du couple qui se mettait en pleine concession à s'embrasser comme si de rien n'était. Bras dessus, bras dessous, les deux amants se dirigèrent vers la sortie en s'embrassant de plus belle. Je les regardais avec curiosité quand tout à coup, un éclair géant apparut à l'Est, illuminant de sa force toute la nature entière et céda sa place à un gigantesque tonnerre. Une foudre tomba et on eût cru que la terre tout entière eût été détruite. Je me sentis à l'instant projeté et je me suis retrouvé affalé, couché tout près d'un secco (mur en pailles).

Lorsque je me suis levé, j'eus encore le courage de jeter un coup d'œil en direction de nos deux amoureux. Je les vis tous les deux allongés, couchés, inertes. Je courus tout à coup vers la case de ma mère et je pénétrai en tremblant. Par sentiment de solidarité et aussi pour assouvir une curiosité, je ressortis aussitôt sans rien attendre de ce que disait ma mère. Je m'approchais tout de même du couple qui, foudroyé, gisait encore inerte, inconscient. Enfin, l'amour était fini ! il avait d'ailleurs donné d'extraordinaires résultats. D'un côté, un homme bien habillé, mais de l'autre, une pauvre dame toute mouillée, raidie par la violence de la foudre, sans doute électrocutée. Une minute après, le jeune homme ouvrit les yeux et me regarda en époussetant sa jaquette. Il sembla, fort bien d'un œil accusateur, me désigner coupable d'être le premier témoin sur scène, l'incommode fraudeur. Il était le seul en faute, bel amoureux. Il était totalement effaré de voir la femme morte, parce qu'il la croyait morte, mais en fait, elle n'était peut-être pas plus inconsciente que morte. Il eut cependant beau faire, il ne put la ranimer ; elle était morte sans le moindre doute possible.

C'était se payer bien cher sa folle envie de faire l'amour à ce moment de déluge à une femme mariée. La leçon, malheureusement, ne servait qu'à moi petit garçon qui, lamentablement, me fit la réflexion, que tout individu n'aurait manqué de faire, s'il était à ma place.

Je revins très vite en courant pour annoncer la nouvelle à maman. Sans le vouloir, ma mère me gifla comme pour me culpabiliser en partie et, en courant, sortit tous mes frères à sa suite.

Lorsqu'elle aperçut la dame gisant par terre encore inerte, elle poussa un cri strident pour ameuter tout le quartier. Le jeune homme, aussi embarrassé, ne savait ni fuir, ni courir, il tremblait de toutes ses forces comme un roseau.

Des curieux se dépêchèrent et arrivèrent en courant, certains eurent même la gentillesse de prendre un gourdin croyant avoir affaire à un animal qui aurait attaqué la famille. En une minute, la concession était pleine de monde avec ce mauvais temps et en plus des cris, des pleurs, des bruits, les commentaires se faisaient bon train. On interprétait l'événement comme une réaction des forces occultes.

On se préoccupait de surcroît aux fins de savoir pour quelles raisons le Dieu a envoyé la foudre sur la femme. Et on se préoccupait bien à avoir des précisions sur ce qui a motivé la réaction divine, plutôt qu'à la vie de la femme. Et le cercle s'agrandissait, devenait aussi épais qu'il était difficile pour elle d'avoir de l'air. On discuta un moment sans solution lorsqu'après un instant, le père de la femme arriva sur le lieu. Tout le monde se tut comme pour répondre en silence à la profanation.

Et que dans tous les cas, dans la société hadjaraï, une femme mariée ne doit de son vivant céder à la tentation de sortir avec un autre homme que son mari. C'est une grande faute, c'est aller contre la volonté de Dieu. On concluait que « c'est normal parce qu'aucun être vivant ne peut échapper à la volonté de Dieu ». Le corps fut levé.

Peu après, les sages du quartier, s'étant déjà réunis depuis un moment, décidèrent d'enterrer la pauvre dans un tas d'ordures pendant quinze minutes, c'est la tradition qui l'exige. Ainsi, « Dieu peut lui pardonner son adultère », disait-on. On transporta le corps, creusa un trou sur les ordures ménagères et on enterra la femme. Un quart d'heure plus tard, lorsqu'on la déterra, on la retrouva morte pour de bon. Elle était même étouffée, asphyxiée.

On conclut que le Dieu ne lui avait pas pardonné son adultère et on l'emmena l'enterrer définitivement.

6.2. Les funérailles et la morale traditionnelle

Étant très jeune, je ne savais pas comment interpréter la situation mais je pensais que c'était une électrocution. Une personne électrocutée n'est forcément pas morte d'un coup. Son cœur peut encore battre, elle peut être réanimée après un moment de repos.

Aussi, son amant qui la tenait par les hanches s'en est sorti parce – je suppose – qu'il a reçu une décharge d'électricité plus légère. Et je conclus qu'on aurait pu sauver la dame en lui donnant de l'air ou en la laissant simplement à l'air libre. Peut-être qu'on aurait pu la sauver en lui faisant la respiration artificielle ou en la transportant au Centre médical qui se situait à cette époque à 600 mètres de là.

Mais les croyances étant hautement morales, la femme pour sa survie dans la société devait passer par l'épreuve de tas d'ordures pour être pardonnée. D'abord, l'adultère, étant l'un des plus grands sacrilèges de la communauté, est condamné de mort (toute personne prise en flagrant délit en acte d'adultère doit être tuée par l'époux et je précise que tous les hommes mariés portent un couteau tranchant accroché sur le bras gauche).

Pour la société dadjo, toute personne qui se fait foudroyer était présumée aller contre la volonté de Dieu et doit avoir commis une faute grave. Par contre, on doit l'enfouir dans le tas d'ordures : Si on survit à l'épreuve, on est de fait accepté par la société qui pense que le Dieu Lui-même a pardonné. Sans cela, on devient paria de la société, la personne honnie, haïe et marginalisée de tous. On connaît une mort sociale.

La femme en question, pour ne pas mourir moralement et socialement, doit accepter ce que décide la loi sociale.

Mais dans mon for intérieur de petit garçon, je me suis posé mille et une questions, à savoir : pourquoi la femme doit-elle mourir deux fois, socialement et naturellement par une force divine ? Pourquoi a-t-elle reçu plus de décharge électrique que l'homme ? Et si Dieu a le choix de supplicier le fautif, ce n'est après tout pas la femme !? Dieu reste pour moi impartial !? Et puis, on ne peut pas culpabiliser la femme puisque c'est l'homme qui est pris en flagrant délit de fraude chez la dame ? Et si l'homme a repris connaissance, c'est que la femme n'est évidemment pas morte ? Cette pratique pénale, venant de Dieu ou de la communauté, paraissait moins importante à mes yeux, évaluant la proportion de verdicts de mort. Entre cet arsenal d'épouvante et la pratique de la pénalité, la marge me paraissait trop grande parce que le supplice ne constitue pas une peine fréquente.

Dans la société dadjo, la vie est inconcevable sans Dieu. Il est seul détenteur de la vie humaine ; Il peut la reprendre ou la laisser à qui il veut. Et chaque fois qu'un incident se produit, on attribue toujours la responsabilité à Dieu. Mais quand il se produit un bien ou un mal qu'on ne peut expliquer, c'est toujours Dieu qui en est responsable. Tous les actes humains s'expliquent par et à travers l'intervention divine. Pour les Dadjo, Dieu est le maître de tout Pouvoir, tout Avoir et tout Savoir.

Cette croyance est commune à la société dadjo du Guéra qui énumère ces genres d'occasion effroyables pouvant présager un acte ou une erreur commise. Et à des moments torrentiels pareils, des personnes redoutent la sortie de leur âme en réparation à des fautes commises durant leur vie quotidienne et vivent la frayeur tout le temps que durent les pluies. Si on n'est pas puni, on suppose que le Dieu a pardonné et on le pense sincèrement. C'est ancré dans l'esprit des sociétés et figé à l'absolu dans les croyances collectives.

Cette population du Guéra, les habitants des montagnes à qui un scientifique viendra expliquer l'origine des éclairs, de la foudre ou de la pluie ; à qui un physicien viendra démontrer les effets d'électricité ; à qui un médecin viendra enseigner la technique de réanimation, ne saura retenir ces théories et en faire usage. Cette société retiendra toujours, comme à l'origine, la représentation de la foudre. Le système de pensée est souvent très difficile sinon complexe à saisir.

C'est à peu près comme un travail d'ethnologue qui devra se laisser submerger dans la culture qu'il étudie. Bronislaw Malinowski disait : « *L'ethnologue n'a pas à placer ses filets au bon endroit et attendre qui viendra s'y jeter. Il doit se montrer chasseur dynamique, talonner sa proie, la diriger vers les rets et la poursuivre jusqu'en ses derniers retranchements* ». Et d'ailleurs, « les informations contemporaines n'annulent en rien le savoir traditionnel »[20].

---

[20] Bronislaw MALINOWSKI, *Les argonautes du Pacifique occidental*, PUF, 1922.

Les informations sur l'électrocution que pourra apporter un scientifique, un physicien ou un médecin ont pour objectif de proposer à l'entendement des Dadjo « à éduquer », des nouveaux schémas scientifiques, dans le but de susciter des comportements nouveaux et efficaces. Mais ces informations, si simples soient-elles, ne peuvent avoir d'effet dans leur mémoire. On ne peut pas leur en vouloir quand dans leur inconscience collective, il n'y a pas de dispositif pouvant traiter ces nouvelles propositions. L'information peut être traitée et interprétée selon leur logique, leur manière d'être, de se sentir et d'exister.

Cette logique pourrait ne pas concerner uniquement les croyances. Ce que j'ai pu identifier m'a paru relever d'un système de santé alors que cela relève d'un système de pensée. Il s'agit de la description ou de l'identification d'effet.

On saisit un certain nombre d'éléments découlant d'une réalité qu'une société transforme en fonction de ses propres lois et leur donne un sens de la vie.

Ces transformations peuvent être exogènes ou endogènes (souligne Georges Balandier) et mérite d'attirer des considérations plus regardantes en ethnologie, anthropologie, ethnomédecine, ou la médecine occidentale, ne serait-ce que par son aspect cérémoniel et symbolique qui connaît une allure fortement « controversée » si l'on part d'un a priori transformiste de la culture dadjo à l'assimilation exogène.

Cette démarche méthodique nous pousse à considérer les Dadjo non comme des objets pensés mais des sujets pensants dont il convient d'établir un pont de compréhension pour saisir *in fine* la profondeur, sinon le socle de leurs logiques culturelles. Cette révolution des mentalités trouve son élaboration non pas seulement chez les Dadjo, mais aussi chez les acteurs de la médecine conventionnelle.

L'événement qui a été décrit semble être proche de notre système de pensée alors qu'ailleurs, il ne permet pas de saisir et d'établir une liaison entre les deux fonctionnements mentaux. La mentalité actuelle voudrait qu'on se fie à des documents scientifiques basés sur l'écriture. Mais le raisonnement traditionnel voudrait établir une démonstration naturelle ou plutôt surnaturelle essentiellement canalisée par une civilisation orale qui transmet méthodiquement la trame du savoir de manière intergénérationnelle.

Par là, on entend toute chose qui dépasse la portée de notre entendement ; ce qui échappe à l'intelligence humaine d'origine démonstrative. Le surnaturel, c'est le monde du mythe, du mystère, de l'inconnaissable, de l'incompréhensible.

6.3. La pensée traditionnelle et l'influence des religions

Les croyances sont toujours communes à une collectivité, à une société dont les membres sont unis parce qu'ils représentent le monde sacré de la même manière et se traduisent cette représentation commune dans les mêmes pratiques, **rites et préceptes.**

À l'évidence, nul ne peut nier l'influence de la religion, corps de croyances collectives à partir duquel toute l'architecture organisationnelle et villageoise se constitue et le sens devient la chose la mieux partagée. Ailleurs, Marcel Gauchet disait : « *Ainsi, fera-t-on de la croyance religieuse un produit des contraintes intérieures de l'esprit, voué, paraît-il, par nature à projeter au-dehors les créatures extraordinaires et toutes-puissantes qui peuplent ses rêves.*

L'homme ne pouvait faire autrement que pourvoir d'une réalité surnaturelle les fantômes suscités par son désir ».

À ce stade déjà, on peut se demander comment une croyance ne pourrait pas influencer dans un milieu d'hommes qui la pratiquent et parmi lesquels la présence de Dieu est indispensable pour les apaiser et les rassurer. Les conditions de vie de ces hommes et au-delà leur existence même ne leur permettent pas de ne pas croire à Dieu. C'est peut-être leur logique sociale qui rejoint l'idée de Durkheim qui pense que « s'il y a religion, c'est parce qu'il faut que se concrétise, dans une croyance unanime et objective, le sentiment d'existence de la collectivité. Pour qu'une société existe et se maintienne, il faut que les agents sociaux croient en quelque façon à la supériorité absolue du fait social sur leur réalité palpable de personnes. Et en plus, la religion a une préséance sur l'individu en ce qu'elle est pérenne et s'impose à presque tous alors ; que l'individu est limité dans le temps et dans l'espace par la fatalité de la mort dont nul ne pourra s'y échapper. »

Il serait légitime de s'interroger sur ce que l'homme ne contrôle pas et qu'il représente dans sa conscience comme surnaturel. L'idée de surnaturel est en fait chez l'homme liée à une contrainte matérielle parce qu'il n'appréhende pas ce qui échappe à ses moyens de transformation et à sa maîtrise technique et économique.

En effet, et suivant la pensée traditionnelle, un individu peut être exclu de l'ensemble du groupe familial, de la communauté, pour des raisons diverses, graves. Le statut d'exclu dans un village équivaut concrètement à une mort non naturelle mais une mort sociale. Mais l'individu marginalisé ne va pas se donner la mort (suicide) mais vit en marge de la société, si ce n'est à la périphérie du groupe.

C'est la situation qui survient chez la femme, en la faveur de l'adultère qui est un fait grave, très grave. Le paradigme sous-jacent est que tout rapport sexuel illégitime entraîne automatiquement une souillure ou un état de souillure. L'adultère est en fait une hypothèse la plus fréquente d'identification des souillures dans les villages. En des temps immémoriaux, la transmission lignagère est devenue une réalité de la descendance, et la perspective d'une généralisation indifférenciée de l'héritage se dessine dans la fidélité entre couple.

Au cours de l'histoire, l'abâtardissement a toujours suscité des peurs, des paniques collectives et de fantasme dans les villages qui ont donné lieu à des campagnes d'accusation à l'encontre des femmes. Les hypothèses, quant à la naissance dans une famille d'un enfant albinos, donnent à certaines personnes les arguments nécessaires à la désignation d'un bouc émissaire. Ce phénomène a abouti à des exécutions sommaires, à des bannissements ou à des répudiations. On assiste parfois à des débordements sociaux, des abus dont les maîtres mots sont la fidélité et l'abstinence sexuelle. Ainsi, l'infidélité est devenue, pour le Hadjaraï, une maladie psychologique qui concerne tout le monde. Une personne moralement irréprochable ne peut pas commettre l'adultère.

Ainsi au moment de mariage, le desservant de la Margaï joue un rôle important. Il demande à la Margaï d'être le témoin et de le faire réussir. Quel que soit le montant de la dot fixé, l'engagement pris est l'acceptation de modestes cadeaux : pagne traditionnel fessier, miel, bracelet, collier, boucles d'oreilles. Le prétendant ne peut offrir ces cadeaux que lorsqu'il se met d'accord avec sa future épouse. À la veille du jour où le prétendant offre les cadeaux rituels à la jeune fille, il les porte au maître de la Margaï qui les expose toute la nuit près de la jarre sacrée en prononçant des invocations. L'aide demandée à la Margaï consiste à donner une abondante postérité, de protéger la famille et, bien entendu, de ne pas tomber dans la tentation de l'adultère. Le mariage est conclu une fois que les présents sont repris, offerts et acceptés par la jeune fille. La jeune femme peut fort bien ne pas habiter aussitôt chez son mari, étant réputée mariée. Mais si entre-temps elle tombe enceinte, il faut un divorce en règle pour briser le mariage. Néanmoins, la femme adultère va payer le reste de sa vie.

Malgré sa présence et son état physique dans le village, elle peut être pratiquement inexistante. Il faut se dire que dans cette coutume encore vivante dans le Guéra (au Tchad), on doit s'efforcer de maintenir les liens villageois afin de réduire des ruptures entre individus.

Sur le plan théorique, ce fait culturel observé par l'œil d'un scientifique ne peut pas être pris en considération et en raison (à mon sens) de l'opposition injustifiée faite entre sociétés occidentale et « primitive ».

Quoi qu'il en soit, le problème à ce sujet concerne une culture et des attitudes culturelles adoptées.

On est amené à se demander si la différence de cultures pose problème ou fait problème par rapport à la société occidentale. On ne manquera pas d'affirmer tout haut à ce propos que toute problématique anthropologique de la différence de cultures doit être désoccidentalisée afin de corriger l'ethnocentrisme anthropologique. On oublie trop souvent que les civilisations ont pour artisan non pas les grands hommes mais le peuple lui-même qui les élabore dans sa vie quotidienne sans savoir ce que peut en faire un jour le fameux anthropologue dans sa dissertation.

6.4. Les pratiques communautaires

En vérité, le problème que nous pose cette donnée culturelle dadjo sur la foudre nous pousse à nous interroger à un niveau plus significatif entre sociétés occidentale et primitive. Aussi, une telle interrogation ne peut pas se passer des expressions comme : sensibiliser, émanciper, conscientiser, cultiver, sous-développer... qui peuvent s'attacher au « modernisme » qui est lié à l'essentiel du développement qui tend à la mondialisation, à l'universalité, à la rationalité. Ce qui se dit et se fait culturellement, socialement chez les Dadjo de Mongo témoigne des relations qu'une société établit avec ses us et coutumes. Le problème fondamental de cette société, c'est une détermination culturelle car dans le monde, la culture n'est jamais unique et uniforme, encore moins universelle.

On ne peut pas non plus se glorifier en valorisant sa culture car loin de qualifier « d'ignorant » ou « d'irrationnel » le statut conféré à une culture dans toute société témoigne d'un intérêt particulier. La réalité culturelle ainsi définie échappe à des préjugés évolutionnistes ou fonctionnalistes pour marquer la différence entre sociétés. Ceci nous amène aussi à nous interroger sur le terme « sociétés primitives » qui exprime la distance théorique prise par rapport à « l'évolutionnisme » qu'a gagné la société occidentale. On ne peut en fait jamais parler d'une société « primitive » si on ne met pas en évidence les perspectives évolutionnistes de la société occidentale.

Quoi qu'il en soit, si on veut étudier ces « primitifs dadjo », on doit renoncer à des conclusions hâtives et scientifiquement valables, tant métaphysiquement, on n'a pas pu pénétrer cette communauté dadjo. Même l'ethnologie, la sociologie et l'étude des religions ne peuvent donner de conclusions définitives si l'ontologie de ce peuple n'a pas été complètement étudiée. Une ontologie propre au clan peut donner peut-être un caractère local à leur croyance et à leurs pratiques religieuses, à leurs mœurs, à leurs droits et coutumes, à leur comportement et à leurs réactions.

Par ailleurs, si on veut pénétrer en profondeur la personnalité propre du Dadjo et si on veut comprendre les actes qui l'animent, on doit entrer en contact spirituel avec lui. Tant qu'on n'aborde pas ses grandes vérités spirituelles, on ne peut aucunement se faire entendre et on manque définitivement de le « civiliser », comme l'ont su si bien faire les jésuites qui en ont fait des artisans de la révolte. Les colons se sont trouvés désarçonnés devant les coutumes et le droit indigène de ce clan qui, à défaut d'un critère qui lui permet non seulement de se rétracter, mais à l'inverse de rejeter définitivement ce qu'on peut lui apporter. Chez les Hadjaraï, l'évangélisation et le catéchisme ont été adaptés dans le Guéra pour les Kenga, les Djonkor, les Migami et les Dangaléat. Par ailleurs, on n'a pas pu trouver par légions d'autres Hadjaraï à évangéliser. Tous les Barayine, les Bidio, les Moubi, les Sokoro, les Korbo et surtout les Dadjo se sont comportés en déracinés de la civilisation européenne. L'adaptation de l'Évangile et du catéchisme n'est jamais arrivée à construire partout des églises et introduire des mélodies hadjaraï dans la liturgie pour adapter leur esprit.

Le fait qu'en amont, on a pensé les diriger pour les évangéliser en les obligeant à renier leur divinité, s'est imposée une politique indigène stable qui s'y est constituée pour s'opposer à une autre culture européenne qui paraît ignorer leur ontologie.

Si, par hasard, nous devons réformer les pratiques traditionnelles des Dadjo et leurs croyances, nous confirmons a fortiori le caractère primitif de la société, mais un caractère qui ne relève ni de l'ignorance, ni de l'évolutionnisme, ni de l'universalité, ni du développement, ni de l'occidentalisation.

L'existence des pratiques traditionnelles, ou pas, confronte toute société à un pouvoir de fabrication, de reproduction matricielle de création et d'imagination d'objets et instaure une relation au niveau de la culture. Mais cette situation exige un jugement de valeur et non une compréhension si on s'en tient au passage de la médecine traditionnelle à la médecine moderne dans le but d'approcher par réflexion le mot « changement » et d'aucuns ne diront que la situation des Dadjo est une simple « résistance au changement ». Cette réflexion marginalise la thérapie traditionnelle en sachant qu'il y a une voie tracée pour dépérir les cultures traditionnelles jugées anachroniques en face d'un projet de développement qui ne tient pas compte des fondements psychologiques et sociaux de tout pays et son univers culturel. La mort lente des cultures traditionnelles qu'impose le développement dans ses réalités idéologiques prônées pour édifier une nation unique, parlant une même langue et pratiquant une seule culture. La seule et unique façon d'envisager et de passer à l'uniformisation culturelle, c'est l'homogénéité, c'est l'occidentalisation, c'est la loi du marché, c'est le mimétisme culturel. Bref, ceci correspond à une sorte de mondialisation des culturelles. C'est ainsi que D. Cuche résume : « *Les cultures populaires ne seraient que des dérivés de la culture dominante, qui, seule, pourrait être reconnue comme légitime, qui correspondrait donc à la culture centrale, la culture de référence* ». Et Placide Tempels de rappeler que :

« *La permanence de ces attitudes à travers des siècles d'évolution contingente ne trouve d'explication satisfaisante que dans un ensemble de concepts logiquement coordonnés dans la sagesse. Le comportement ne peut être universel pour tous, ni permanent dans le temps et dans l'espace s'il n'y a pas un ensemble d'idées à la base ou un système logique, ou une philosophie de l'univers, agrémenté par l'homme et les choses qui l'entourent, à savoir la survie, l'existence, la vie et la mort* ».

Cela nous amène donc à nous interroger sur les pratiques fonctionnelles, léguées jadis et depuis toujours par nos ancêtres, aujourd'hui rejetées au nom du « progrès » et de la modernisation sans égard pour leurs significations profondes. Quoi qu'il en soit, le passage des cultures traditionnelles en cultures « occidentales » est loin de se réaliser malgré les idées rationalistes des programmes du développement. Pourquoi peut-on penser qu'une culture traditionnelle peut-elle constituer une entrave au développement ? À l'inverse, la culture occidentale actuelle est-elle un obstacle dans sa démarche de méconnaissance du trésor culturel et spirituel des sociétés dites primitives ?

Au sujet de religion, la science moderne semble avoir conclu à la lumière des méthodes de critique historique que les croyances des primitifs sont parties de notions simples en conceptions complexes. Il est donc admis que c'est les primitifs qui ont gardé la notion de l'Être suprême, Créateur et Ordonnateur de l'univers. « La foi des véritables primitifs en l'Être suprême est à la base de toutes les conceptions religieuses ayant cours parmi les semi-primitifs : animisme, dynamisme, fétichisme et magie »[21].

Le problème de culture n'est pas spécifique aux Dadjo, ni à l'Afrique ; il est général. Si l'Occident tend à occidentaliser le reste du monde, il faut se dire que le processus d'uniformisation des cultures a commencé chez lui et à l'intérieur de ses frontières. Néanmoins, l'anthropologie reste aujourd'hui comme dans ses débuts – selon l'enseignement de l'Institut universitaire des études du développement à Genève, dispensé par Gilbert RITZ – l'étude des sociétés non occidentales faite par des Occidentaux, autrement dit, des « primitifs », des « indigènes », des « sauvages » par les Occidentaux. Cependant, il existe une ontologie chez les Dadjo qui

[21] P. Placide TEMPELS, *La philosophie bantoue*, LOVANIA, 1945.

pénètre et informe toute sa pensée, domine et oriente tout son comportement. C'est donc à l'Occidental que revient la tâche de rechercher les éléments. De les clarifier, de les systématiser suivant ses disciplines intellectuelles. Car on ne peut pas prétendre que ces hommes ne possèdent point un système de pensée.

6.5. Le développement culturel

La société dadjo est aujourd'hui en profonde transformation. Elle est sujette à une acculturation dont les conséquences, pour l'image traditionnelle, restent précaires.

Les nouveaux modèles de l'interprétation des maladies sèment la confusion dans l'esprit des Dadjo. Le progrès scientifique induit aussi le désarroi et l'angoisse dans leur mentalité.

L'univers culturel des Dadjo dont dépendent les mécanismes du système thérapeutique n'est pas du tout objectif. C'est pourquoi on ne peut pas rendre compte au sens de la science occidentale, de leur système de représentation thérapeutique. Le réel est une illusion.

Il s'ensuit que la société dadjo se fait des thérapies traditionnelles un phénomène découlant d'une représentation culturelle qu'on peut attribuer habituellement à la divinité des montagnes la « Margaï ».

La « Margaï » ne suppose pas un monde physique et social. À travers elle, l'homme aime seulement ce qui l'entoure et donne un sens à sa vie. Tout se fait d'une manière signifiante et symbolique.

Les systèmes traditionnels de guérison africains en général et dadjo en particulier sont assurés par leur persistance, leur logique, leur efficacité et leur cohérence à des épreuves.

La thérapie traditionnelle des Dadjo n'exclut pas une prise en charge chimiothérapique. Elle se tourne plutôt dans les moments difficiles, vers le plus puissant, le blanc en particulier, mais dans la mesure où il ne viole pas de front l'adhésion aux croyances traditionnelles : les ancêtres, les génies de la terre et les fétiches villageois restent sacrés. La stupidité, la vulgarité et la suprématie ne permettent pas le développement d'un mécanisme social qui peut assurer, à chaque individu de la communauté, un standard de vie adéquat au maintien de sa santé.

Les Dadjo ont donc recours à tous les registres possibles. Ce qui subsiste pour eux, c'est l'adhésion à la « force mentale » et, comme le disent si souvent les Baoulé de la Côte d'Ivoire sur le psychiatre européen : « Toi, tu soignes mais nous, nous guérissons ».

Disons que les Dadjo, dès leurs premiers contacts, ont intégré, dans la hiérarchie des forces vitales, le blanc de leur seul point de vue philosophique « hadjaraï ». Néanmoins, ils ont estimé, par l'aspiration naturelle de l'âme dadjo et par preuve concluante, que l'échelon de la force vitale du blanc est fort élevé et qu'il est juste venu chez eux pour tirer profit de leur force vitale supérieure. Reconnaissant cependant que les efforts d'évangélisation chez les Dadjo n'ont pas été couronnés de succès, les résultats à ce point de vue n'ont jamais été remarquables, et aucun missionnaire ne peut se déclarer satisfait du niveau spirituel des ouailles dadjo.

L'inadéquation est-elle inhérente au christianisme ou à la méthode d'évangélisation ? Peut-on tirer une conclusion hâtive en reprochant aux Dadjo de ne point être susceptibles d'accéder à la civilisation ?

Nul ne saurait dire quand et comment est née cette religion traditionnelle hadjaraï et nul ne saurait non plus expliquer l'origine de son unité fondamentale dans le Guéra, cachée derrière une diversité culturelle apparente.

Dans le pays des Hadjaraï, une seule structure religieuse traverse la région. La Margaï est elle-même l'intermédiaire entre les vivants et l'Être suprême ? Cet Être suprême-là, Créateur de l'univers, y compris les divinités, est de fait au sommet de la hiérarchie du monde ? Les Hadjaraï comptent sur les divinités pour intercéder en leur faveur auprès de lui ? Cette structure de base s'est adaptée aux besoins de chaque groupe ethnique. Mais le principe central de la philosophie, le ressort et la fin de tout effort hadjaraï ne sont que l'intensification de la force vitale, la sauvegarde et l'augmentation de cette force vitale. C'est un idéal qui anime l'être vivant, le « Kinné », dont la nostalgie de l'âme s'est dévoyée vers un renforcement de vie. Cette réalité qui peut l'émouvoir, seule chose pour laquelle il se trouve prêt à souffrir et se sacrifier, est originellement soumise à la direction divine et se borne au recours des forces naturelles mises à sa disposition pour atteindre sa fin.

Dieu le Tout-Puissant exige de « Kinné » la reconnaissance de son rang vital en y abattant des plaies dans les villages pour contraindre l'humain à l'adorer. Dans sa dégénérescence antique inébranlable, l'ontologie hadjaraï se rattache à la foi suivant laquelle toute vie et tout maintien de la vie viennent de Dieu.

De rituel en rituel, s'est développé dans l'environnement géographique du Guéra, un esprit utile à la vie quotidienne du groupe hadjaraï. Cette religion animiste est antérieure à l'islam et le christianisme dans la région. En débarquant dans cette partie du Tchad, les missionnaires l'ont directement combattue en détruisant des objets rituels, les huttes votives dressées à cet effet, ignorant qu'en créant le monde, l'Être suprême a insufflé un peu de sa force, un flux vital en toute chose. La force de l'Être suprême réside donc dans l'humain, dans les divinités, dans les montagnes, dans les plantes, dans les animaux, etc.

De nos jours, la double appartenance religieuse est courante chez les Hadjaraï. Bon nombre de musulmans ou de chrétiens s'adonnent encore à des offrandes, pratiquant rituels et liturgie tout en donnant une teinte à leur religion.

CHAPITRE VII.

Les concepts et les principes fondamentaux philosophiques des Dadjo

7.1. Le comportement centré sur la force divine, la divinité et le Dieu

En évoquant Dieu, les esprits ou la Margaï, les Dadjo demandent, au-dessus de tout, la volonté de Dieu : « MAWAL rhahamaynanga », « que Dieu m'accorde sa grâce ». Et lorsqu'ils essaient de se dégager des métaphores, ils désignent Dieu de superpuissance, force invisible qui protège. Ils se servent de cette force vitale protectrice pour être forts et renforcer leur vie. Et même dans les cas de situations de négation, les idées s'expriment par le fait de se confier à Dieu, agissements de telle façon de se garder d'un malheur, d'une diminution de force, d'une fragilité de santé, d'une protection d'influence qui annihile. Toutes les causes de prières, des invocations à Dieu aux divinités de la montagne, tournent autour de cette force divine.

Pour les Dadjo, chaque être est doté d'une force vitale par Dieu (humains, végétaux, animaux ou les êtres inanimés) et la seule forme de bonheur est l'entretien de cette force ; d'aucuns n'ont le droit de l'enlever sans raison. La seule adversité et le pire aspect d'un malheur, c'est la diminution de cette force vitale par une tierce personne : maladie, fatigue, dépression, contrariété, injustice, échec, fracture, blessure sont autant considérés comme une diminution de la force vitale. Seul Dieu est responsable. Il te prend un sacrifice corporel que tu as osé oublié. La maladie et la mort causées par les sorciers ne sont pas reconnues provenant de la force divine mais d'un agent extérieur. On doit donc, en faisant recours au sorcier guérisseur, renforcer sa force vitale et résister aux forces néfastes extérieures provenant dudit sorcier.

Dans l'esprit dadjo, une expression raisonnable et sensée se dit lorsqu'ils s'échangent des formules de condoléances : **« Mawal-affayma »** qu'on peut traduire par **« Que Dieu lui accorde sa Grâce »**. Ceci explique la perte de la force vitale, reprise par Dieu le Tout-Puissant dont Il est source.

Pour mettre en évidence que la force vitale n'est pas un attribut nécessairement irréductible de l'être mais c'est Dieu le détenteur de cette force qui l'anime, Il « Dieu » prend toute la place dans l'âme et, en tant que force universelle, donne à chaque force une force spécifique. L'univers est donc animé par une force universelle, une puissance unique englobant toute existence. L'existence, apparentée au terme « créer » dans son acception propre de tirer du néant, se trouve une bonne signification dans le vocabulaire dadjo en ce sens que Dieu a créé la vie, seul LUI peut la reprendre. **« Lédône mbakma = notre créateur l'a reprise »** qui se dit autrement **« Koré pa ka guédéry = SEUL, Il est pouvoir »**, seul le Dieu est pouvoir, sans doute dans leurs conceptions, un être ne peut aucunement annihiler complètement un autre au point de l'empêcher d'exister. Un être peut a contrario diminuer, paralyser ou arrêter l'action d'une autre créature, mais seul Dieu peut accepter qu'on lui enlève l'existence. Ainsi donc, la causalité métaphysique reliant la créature au créateur est une constante dans leur rapport et de par sa nature, la créature dépend de son créateur quant à son existence et sa substance. La Margaï est un être créé aussi, du moins elle existe en elle-même au complet, dépendante de son créateur et demeure en permanence en relation causale avec celle de Dieu. De par la loi divine, un chaînon de renforcement de vie relie toute la vie des gens sur Terre, toutes les autres forces animales, végétales qui existent pour le bénéfice de l'humanité. Et le vrai chef, le roi des rois, la source de vie, c'est Dieu Lui-même. À l'épreuve de la théorie des forces vitales, la conception de l'existence et de l'interprétation de l'univers est claire et logique :

Au sein de chacune des classes des forces vitales (forces humaines, animales, végétales, minérales) se situe une hiérarchie suivant une puissance vitale, un rang ou une analogie (chronologie). On peut donc trouver une analogie fondée sur la place qu'occupe chacun dans le groupe par rapport à sa classe de force vitale. Ainsi, le respect de rang de vie et la nécessité de ne pas bousculer des forces vitales supérieures pourraient fournir la clé de voûte d'un problème taboué ou la fureur de la Margaï. Des considérations et des désespoirs tournent en mystères lorsqu'un village est frappé de famine, de sécheresse ou d'épidémie. Pour que cela devienne compréhensible pour les Dadjo, il faut chercher dans une profanation quelconque.

Ainsi, certains phénomènes naturels tels la découverte d'un cadavre dans un cratère, le déracinement d'un gros arbre centenaire, la destruction d'une forêt ou l'élimination sans raison d'un animal non agressif peuvent être considérés comme signe de profanation et peuvent provoquer la cause d'une manifestation divine. Pour résorber une éventuelle profanation, les représentants de la Margaï se livrent, en fin d'année, à des activités cérémonielles, regroupant le village dans son ensemble. Les hommes et les femmes proches de la divinité se mettent en transe. Pour éviter la réaction divine qui peut se manifester par une épidémie, une sécheresse ou une mauvaise récolte...

Un critère important de la force vitale concrète de l'individu, c'est la sensibilité de l'homme. L'homme chez les Dadjo est doté d'un corps, d'un souffle, d'une ombre, de la chair, des os, etc. La force vitale peut s'exprimer de façon particulière à des moments difficiles de haute ou basse tension. Des influences vitales caractérisées tels l'œil, la parole, le geste, la transe, la possession peuvent constituer, pour un Dadjo, la conclusion à l'existence de preuves antiques de l'influence néfaste sur une force vitale. Répétons que l'œil, le geste, la parole sont autant des agents maléfiques susceptibles d'exercer une influence directe sur d'autres forces vitales.

7.2. La personne humaine, l'homme et l'Être vivant

La notion de l'être humain, de l'homme force vivante, est très présente chez les Hadjaraï du Guéra.

Les Dadjo voient en l'homme – *Kinné* = personne humaine (différent de *Yéwé* = l'homme viril, le masculin) – une force qui possède la vie, la force suprême qui domine les autres forces créées, les animaux, les plantes et les minéraux qui, eux, par la prédestination divine, sont créés pour lui porter assistance par une magnitude vitale. Dieu, diraient les Dadjo, est la force suprême, parfaite et complète, la cause existentielle en Soi, causateur des forces contingentes.

L'homme, l'une de ces forces contingentes vivantes, maintenue, causée et développée par l'influence vitale créatrice de Dieu, participe par la grâce de Dieu à la plénitude d'être, à la vie sur Terre, à la sustentation des forces contingentes.

Ainsi donc, l'homme sustente et augmente la vie des forces qui l'entourent, qui sont en relation avec lui. Et suivant la pensée dadjo, l'homme force vitale peut logiquement grandir, être plus fort, décroître, perdre de force, passer à une paralysie de sa force, aboutir à la perte de sa puissance ou à l'évanescence complète de sa vie. Cet état de diminution complète dans lequel peut tomber un homme peut être déclenché par une tierce force, peut provenir par envoûtement, par influence, par sorcellerie, par simple réduction, par dégénérescence ou destruction de la vie.

L'homme vivant « Kinné » est en relation permanente de l'être avec Dieu, avec les autres hommes de la Terre, avec son patrimoine, avec tout ce qui vit et croît sur Terre. Tout ce patrimoine terrestre constitue une force vitale nécessaire à la vie de l'homme.

En aucune manière, et rien ne peut justifier sa détérioration, sa destruction. Tout ce qui porte atteinte à ce patrimoine entame la détérioration de la force vitale autour de l'homme « Kinné » et, logiquement, favorise sa mort. Pour éviter la diminution de *Kinné* en soi et en son essence, l'homme doit éviter de détruire sans raison valable ce qui constitue la force vitale du patrimoine universel qui l'entoure.

Suivant cette conception des forces, pour désigner un homme de moindre importance, pourvu d'une force supplémentaire, le « tchaskytché » (sorcier ou guérisseur) est attribué à un individu atteint, à sa naissance humaine, d'un défaut de puissance ou d'une qualité de puissance. Lorsque les Dadjo désignent ainsi « tchaskytché » ces catégories d'hommes, ce n'est pas à leurs yeux une classification fondée sur des différences dangereuses, mais il s'agit bien d'une gradation de qualité essentielle attribuée à l'homme par Dieu suivant l'usage et l'intensité de la force vitale. Ce n'est ni par rejet, ni par haine, ni par différence accidentelle, ni par investiture qu'on devient sorcier, mais par simple qualité humaine qu'on paraît atteint en son essence de possession interne de cette puissance vitale.

L'homme en lui-même a une volonté ordonnée de vouloir respecter la vie et la hiérarchiser par des forces en respectant l'ordre des forces telles que Dieu les a placées. En agissant de la sorte, le « tchaskytché » ou le sorcier (le guérisseur) peut agir en véritable animateur de la vie, en conservateur et protecteur de la vie (force vitale). Il ne doit aucunement être animé de volonté néfaste de vouloir détruire. Une volition néfaste chargée de haine, d'envie, de jalousie peut avoir une répercussion sur la force vitale des êtres vivants. Si un sorcier lance une imprécation contre un individu qui tombe malade, le mot malveillant indiquera de manière irréfragable que c'est une influence néfaste de la part du sorcier. *Tchaské Simma* = le sorcier l'a mangé.

7.3. L'adversité, le bien et le mal

L'homme en soi ne peut pas trouver la justification de ses actes. Il existe une force supérieure qui sait apprécier et qui juge l'acte, qui peut aller contre la décision humaine, c'est Dieu.

Il est toujours un recours devant la Puissance divine pour transcender le pouvoir suprême que l'homme a reçu et dont il a la charge d'en rendre compte.

Les Dadjo se tournent toujours vers leur théodicée pour dégager les normes de bien et de mal. Il est fréquent de les entendre dire que le mensonge, la tromperie, le vol et l'adultère sont des infractions à la morale et constituent des soucis au maintien de l'ordre social et la paix.

C'est un impératif moral de rejeter le mensonge, la tromperie, le vol et l'adultère en condamnant bien sûr les abus sexuels. En des circonstances, on les entend se vanter de respecter la personne humaine, de faire la différence entre le bien et le mal, de ne pas toucher au bien d'autrui, etc. Ce qui est frappant, c'est l'accent de conviction qu'ils y mettent pour prononcer les petits mots comme s'ils sentent au fond d'eux-mêmes la distinction entre le bien et le mal.

Dieu est donc le donateur de la vie, le possesseur de la vie et le conservateur de la vie. Le don vital fait à l'homme ne doit être accru que par le respect et le maintien des autres forces existantes. Le renforcement, la conservation, le respect de la vie sont par nature tenus par une sorte de toile d'araignée suivant la volonté divine.

Un acte qualifié ontologiquement bon est estimé bon moralement et, par déduction, apprécié juridiquement juste. Les normes du bien et du mal sont inversement parallèles. Tout comportement, toute attitude, toute habitude, tout acte humain qui attente à la force vitale est mauvais. La destruction de la vie est une atteinte au plan de Dieu. Le Dadjo considère qu'une destruction d'une vie est immorale, injuste et constitue un sacrilège ontologique.

7.4. L'homme pervers, le *tchaskytché* et sa responsabilité

Il existe chez les Dadjo une méchanceté sans rémission en certains hommes, une prostitution cynique des lois sacrées de la nature. Le « tchaskytché » qui est une perversion, la pourriture d'un être humain, une putréfaction portant la contagion destructrice est, par répulsion, une forme diabolique du mal, volontaire et consciente s'adonnant à des effets destructeurs. Ce genre d'individu, doté d'une force corrosive, annihilant peut porter atteinte à la vie d'autrui par aversion, haine, envie, jalousie, médisance, louange, éloges. Cette volonté perverse qui ne peut avoir de raison suffisante pour justifier ou excuser pareille action de forces contre nature est un don de Dieu. L'acte en lui-même est désapprouvé par tous les Dadjo, et celui qui porte atteinte à la force vitale d'autrui est considéré comme coupable au plus haut point. La société exerce son droit de défense contre un semblable malfaiteur qui répand la destruction et la mort, provoquant l'annihilation de l'être humain.

Les Dadjo n'ignorent pas que le mal, le désordre, la méchanceté existent, et admettent cependant qu'il n'existe pas une destruction systématique entre forces vitales pour la conservation d'espèce. Comme Dieu existe, la force vitale est autant une utopie positive située dans un univers dans un monde réel et les Dadjo ont la conviction que la vie est plus forte que la mort, le droit plus grand que l'injustice, la volonté de vivre plus puissante que la force de détruire.

Dieu possède le droit, la plénitude de droit, Il tolère l'injustice et peut exercer souverainement contre qui les viole. Toute personne recevant la force vitale est nantie par Dieu d'un droit à la vie et des moyens pour revendiquer et restaurer son droit lésé. La force vitale graciée par le Créateur est une puissance susceptible d'offrir une résistance à des volontés méchantes qui peuvent la détruire. L'individu sait quelles sont ses obligations morales et juridiques à respecter sous peine de perdre sa force vitale. Il sait également ses devoirs.

Malgré les relations intertribales hostiles, les Dadjo savent qu'il n'est pas permis de tuer un étranger (également des créatures de Dieu) sans motif. La destruction d'une vie étrangère est un trouble à l'ordre ontologique. La réparation d'une pareille faute ne peut se faire que par la restauration du dommage causé bien par des offrandes propitiatoires aux parents du défunt. En même temps, la réparation de la réduction apportée à cette force vitale doit se faire par une purification rituelle.

Par ailleurs, lorsqu'une épidémie ravage le village ou des cas mortels se multiplient, les Dadjo refusent de conclure à la hâte la responsabilité du sorcier. En pareilles circonstances, ils s'adressent d'abord aux divinités de la Margaï pour savoir si les forces supérieures sont troublées, si le Dieu est courroucé. En pareil cas, si des fautes sont commises, puisque la force vitale découle chez le Dadjo de l'étroite dépendance de Dieu, elles se réparent par la componction et des offrandes propitiatoires, par la reconnaissance formelle du rang vital supérieur et par une purification ontologique.

Avec les sorciers « tchaskytché », les relations sont autrement : on peut les insulter, les mépriser, les injurier, les menacer de représailles s'il arrive quelque malheur. Il en va tout autrement si on les soupçonne d'envoûtement. Parmi les êtres égaux en droit, il peut avoir des influences réductrices de vie. Il arrive que le sorcier « tchaskytché » affiche la mauvaise volonté de ne point réparer son acte annihilant. La communauté trouve toujours face à ce mal un remède : l'élimination de la méchanceté intrinsèque au nom de droits à la vie. Le *tchaskytché* qui est le mal doit être paralysé par tous les moyens dans son action malfaisante. Le malfaiteur doit être éliminé par la mise à mort et/ou par l'exclusion du clan. Entre un homme ordinaire et le sorcier, les relations peuvent être bonnes ou mauvaises, ordonnées ou désordonnées, justes ou injustes, tant les points de vue peuvent diverger.

Si on a affaire à une maladie ou à une mort, la restauration entre dans le cadre des conceptions ontologiques en ayant le caractère de renouvellement de l'attachement vital. Si le sorcier porte atteinte à la vie d'un membre du clan, ou s'il ne consent pas à mettre fin à son influence néfaste, il compromet son clan et sera désigné comme un mauvais sorcier, méchant et rancunier. Alors, les membres du clan ou les responsables du village s'empresseront de décider de son sort. S'il est exclu du village, il est alors considéré comme totalement mort. Ainsi, la vie ordonnée est restaurée du trouble, de la perversion, du désordre. Par contre, si la faute a été réparée, ou si les villageois n'ont rien à lui reprocher, il sera pardonné.

CHAPITRE VIII.

La manifestation de la Margaï

8.1. La terminologie de la Margaï

La Margaï, objet de recherche invisible, est un phénomène du religieux rarement conscientisé, sacré, omniprésent, s'éprouve de manière répétée. Le cadre de l'énaction que nous avons développé dans nos précédentes réflexions nous permet de le mettre en exergue à travers le vécu du quotidien. En effet, ce modèle « d'énaction » propose une façon d'approcher la vie de tous les jours en interrogeant l'interaction du point de vue de l'environnement social. Nous nous en sommes servis dans l'analyse de l'interaction dynamique que le Hadjarï entretient avec son entourage (le temporel) et l'Être supérieur (le spirituel). Cet être religieux, adepte de la Margaï que nous désignons par Hadjaraï, cherche un équilibre entre les deux et atteint un sentiment de bien-être. Aussi, au sein d'un contexte religieux (les lieux symboliques), il recherche l'environnement le plus adéquat (les sommets des collines hautes, les plus hauts rochers... qualité de la chaîne de montagnes, de l'autel, de la chapelle, de l'assistance, etc.) et au sein de son environnement familial, il tâche de trouver une harmonie entre ses croyances et les désirs de son entourage (enfants baptisés, aller à la célébration, assister aux offrandes, se conformer aux décisions de la communauté, etc.). Il fait des choix pour que son bien-être personnel soit en équilibre avec le spirituel.

Les données que nous traitons sont obtenues à partir de notre vécu quotidien d'enfance, grâce aux discours des adeptes de la Margaï à propos de leur vécu ou dans leur environnement spirituel. Grâce aux observations, nous constatons que différents univers religieux existent et s'ajustent avec l'entourage, la famille ou la communauté hadjaraï. Suite à des observations d'enfance, nous analysons l'environnement au sein du Guéra pour éprouver et percevoir les émotions. Cette compilation de données permet une compréhension à différents niveaux de la Margaï : il existe un monde religieux, composé d'une multitude d'univers religieux qui entrent en interaction hors et dans les contextes religieux.

La définition du terme « Margaï » s'avère être un exercice compliqué. C'est un terme antropologico-historico-culturel qui fait partie du langage courant chez les Hadjaraï du Guéra. La Margaï peut être perçue positivement ou négativement selon les convictions des individus, mais elle peut également être perçue par une présence, un engagement ou son contraire : les interdits, l'inviolable, le tabou, l'impur, le profane (Cadiot et Tracy, 2003).

Une autre constatation s'impose sur le terrain : les Hadjaraï usent d'un lexique conséquent, de même que des exemples de vie, pour faire comprendre cette notion de croyance. C'est précisément de cette pluralité de sens et de termes propres à cette notion que nous pensons croire voir émerger une singularité dans le milieu. L'attitude commune chez chacun des sujets dans le Guéra harmonise le temporel et le spirituel.

La catégorie de Margaï propre aux Hadjaraï a un sens qui est diffus et se forme à partir de notions contradictoires.

Sous cette expression généralisant les points de vue, la Margaï fixe et assemble, en une seule expression, l'ensemble des subtilités qui nous ont été données de voir (à travers les comportements et attitudes) et entendre (à travers les entretiens et les causeries) sur toute la durée de notre vie en pays hadjaraï.

En grandissant sur le terrain de patrimoine culturel, on se rend compte que la religiosité se joue sur un plan cognitif. C'est-à-dire qu'elle implique un processus de connaissance qui se base sur le traitement d'information, où s'acquiert une préinscription d'appréhension de « quelque chose » de mystérieux. Le Dieu est ancré dans un invisible, un non-tangible, un non-audible, mais Il se sent, se fait ressentir, se perçoit. Dans un même temps, Il s'éloigne du « monde sensible » (Breton, 2007) également, dans ce qu'Il n'est pas que pure sensorialité, Il est aussi imprégné par la gnose, un mystère inexprimable. La Margaï ne se perçoit pas que dans la manifestation émotionnelle, elle est aussi perçue à travers son caractère inexplicable et inexprimable. Les Hadjaraï, particulièrement les ministres de Culte, ont une forme d'intuition, d'impression, de la présence de Dieu au sein de leurs actes du quotidien. Ainsi, l'activité spirituelle est rendue accessible par les émotions. Pour avoir accès à la partie inaccessible qui est l'affect, nous nous sommes permis de prendre de recul, par rapport à cette sensation non conscientisée.

Dans ce qu'il se donne à entendre, la spiritualité peut être entendue comme un acte (rendre effectif, rendre visible, donner de la bénédiction, ordonner les sacrements), un état ou une manière d'être (un éveil, une conscience, un respect), d'une relation à une entité (à travers les objets et/ou l'homme desservant) ou de l'expression spirituelle à l'expression culturelle ou rien (rien n'est réellement Margaï).

Dans ce qu'il se donne à voir (au sein de reliques dans le Guéra), la Margaï peut être vue comme le fait de recevoir l'eau de pluie ou une bonne récolte (mais tout en faisant une démonstration publique), de toucher ou, au contraire, ne pas toucher les objets de lieux saints, d'être accueillant envers les marginaux ou de leur interdire l'accès du lieu saint (ne serait-ce que profaner ou non le lieu). Ces différentes situations de l'expression culturelle par l'expression spirituelle mettent en exergue des non-dits : il y a « quelque chose » qui est juxtaposé mais réellement exprimé par des actes et des expressions. Pour les hommes, pour les divinités et pour les dieux, le Guéra est de culture « margaï ». L'activité spirituelle s'est associée à la spiritualité de la Margaï pour mettre en place une identité religieuse. L'identité religieuse comporte une dimension communautaire qui implique, dans les frontières de la région, une référence commune qui constitue un dispositif de repérage social. Elle comporte aussi une dimension culturelle par le savoir du groupe. L'identité religieuse implique également l'assimilation d'un certain nombre de savoirs et de savoir-faire qui sont des gestes communs et de la mémoire commune. L'identité religieuse incarne de plus un ensemble de valeurs partagées par les Hadjaraï et qui se sont transformées en norme de comportement. Et enfin, la dimension émotionnelle qui est l'actualisation du sentiment affectif de former une âme commune par l'émotion lors de célébration du culte et de prière.

Deux caractéristiques sont fondatrices de la formulation de cette spiritualité ; elle est « ineffable » (Janet, 1934 : 146) et elle est « croyance » (Pouillon, 1979). Pour illustrer ce qui précède, nous partageons et proposons d'adopter un regard extérieur à leur réalité factuelle. En effet, en deçà des expériences et des expressions, réside une spiritualité inobservable et exprimée de manière implicite. Le traitement des données suit donc la méthode phénoménologique à laquelle nous joignons une analyse qui étudie le phénomène dans son environnement et son action. En effet, seule la phénoménologie ne permet pas d'aborder l'ensemble des éléments qui incarnent le spirituel. Alors que le modèle de l'énaction propose d'analyser ces phénomènes sous le prisme de l'action humaine (les relations intersubjectives, le rapport de l'être religieux à l'objet de recherche, etc.), ce qui nous permet de modéliser la percée de la spiritualité dans la réalité (Peschard, 2004).

Le terme *ineffable* signifie qu'il y a « [...] des choses qui ne peuvent pas être exprimées dans le langage humain » (Janet, 1934 : 146). Nous choisissons ce terme pour cristalliser l'incapacité des Hadjaraï à s'exprimer sur la question de la Margaï.

Comme on peut le constater à travers les différentes situations présentées ci-dessus, une multitude de synonymes et d'expériences de vie nous ont été donnés à voir et à entendre durant notre jeune âge. Il semble qu'aucun terme ou expression française ne prenne la pleine mesure de cette notion de la Margaï.

Durant notre vie au village, nous percevions la Margaï comme la perception autre d'une même réalité temporelle. Tous les Hadjaraï disent, implicitement ou explicitement, que leurs émotions, l'environnement dans lequel ils vivent, ainsi que leurs corps entrent en écho avec le spirituel dans un contexte religieux et dans un environnement religieux. « Quelque chose » de plus se passe durant les actions, les interactions, le vécu.

Par exemple, les Hadjaraï estiment qu'aller faire une offrande dans une chapelle, dans un lieu saint amène un état de bien-être. Ils s'y plaisent et « quelque chose » en plus s'y ajoute dans leur vie. À partir de telles situations, on peut faire le constat que les Hadjaraï agissent et sont agis ; à travers leurs actions, une chose se manifeste en eux.

« La mise en pratique, ou plutôt, la façon dont on célèbre la Margaï, c'est parfois trop juste et parfois trop démesuré » car la Margaï a un sens, une valeur, qui se doivent d'être mis en avant à travers des fêtes. Les événements liturgiques induisent une atmosphère selon la manière de les célébrer. C'est l'action humaine qui détermine donc si on a rendu correctement hommage à la Margaï. Les hommes à travers leurs actions (la manière de marcher, de boire, de manger, de travailler, de vivre, d'immoler un animal, etc.) se sentent « touchés ». C'est alors que nous faisons l'hypothèse que la Margaï surgit indépendamment de l'action humaine, elle influence l'épreuve émotionnelle du Hadjaraï. Dans un même temps, elle est dépendante de l'action humaine, elle est provoquée par la présence de l'Homme. C'est à travers ce qui semble être un illogisme que cette notion se manifeste à travers l'action et les émotions.

8.2. Le caractère sacré de la Margaï

La Margaï est sacrée, elle surgit du lieu et est surgie à travers l'action humaine, cela impacte l'atmosphère, l'entourage et la nature de l'homme hadjaraï. Mais ni le comportement, ni le lieu ne pouvaient être la source originelle de la Margaï sacrée :

Les Hadjaraï savent et sentent qu'un comportement de circonstance est important selon la valeur de l'endroit mais, dans un même temps, ne peuvent circonscrire où la Margaï peut surgir. L'essence de la Margaï ne provient ni de l'homme à travers son comportement, ni du lieu à travers la liturgie ou son caractère. Serait-ce seulement de l'ordre de l'altitude ? Cela sous-entendrait que seuls la hauteur et les cieux comptent dans l'intentionnalité de tout être religieux. N'est-ce pas que tous les dieux habitent les cieux et leurs habitats sont élevés au plus haut des cieux au-delà des clochers et des minarets ? Le fait que la Margaï habite la montagne est un fait général et commun à tous les Hadjaraï, à n'importe quelle tribu et à quelque tribu qu'elle appartienne, est la caractéristique essentielle de la religion. La Margaï a été toujours inséparable de la montagne.

La seconde caractéristique sacrée de la Margaï est la croyance. On peut remarquer que la conscience de l'homme hadjaraï à propos de la chose sacrée est corrélée à sa perception de cette croyance. Ce terme doit être manié avec prudence, comme l'enseigne Jean Pouillon. En effet, la religion peut être source de certitude ou de doute, voire des deux en même temps (Pouillon, 1979). La Margaï est intrinsèquement liée à la montagne et, pour le Hadjaraï, les causes de tous les phénomènes naturels ou humains inexplicables à leurs yeux sont provoquées par la Margaï. Sur le terrain, discuter de la Margaï peut inciter les Hadjaraï à décrire la place qu'occupe l'Être supérieur dans leur vie. Qu'IL soit trop difficile à comprendre, qu'IL soit nulle part, ou partout, ils ont tous conscience que la véracité de propos qu'ils tiennent pouvait être débattue. La Margaï est donc capable de faire tomber la pluie ou d'emmener la sécheresse, de provoquer la maladie, de donner la mort, de punir ou de récompenser. Et le Hadjaraï exécute une forme de « bricolage » (Lévi-Strauss, 1962 cité par Laplantine, 2003 ; 16) pour justifier son comportement par la démarche de s'en ménager des faveurs : offrir des sacrifices et des offrandes. Ils estiment qu'aucune intervention n'émane au hasard que de la part d'un Être supérieur, alors ils y croient par un agglomérat d'attitudes, d'actes et de représentations qui sont le produit d'une même logique propre à un ensemble d'individus. La caractéristique ineffable de la divinité rejoint cette réalité idéelle dans ce qu'elle avait donné à voir. Il semble que tous les Hadjaraï partagent un même monde religieux, un espace religieux, un patrimoine religieux.

La Margaï est omniprésente, elle influence les Hadjaraï qui, dans le même temps, lui offrent des sacrifices, lui construisent des cases. Une nature multiple et subjective d'univers religieux émerge donc dans nos réflexions. Cette perception de l'Être supérieur nous invite à adopter une vision presque panthéiste de la religion. La Nature et l'Être supérieur se confondent car, à cela, l'Être supérieur conserve sa supériorité parce qu'Il engendre toute chose. La Margaï, quant à elle, aurait une fonctionnalité, celle de permettre à l'homme de se rendre compte du monde spirituel qui l'entoure, de gérer son espace vital et d'entretenir son environnement. Le rite permettrait non pas d'y accéder, mais de la visualiser. En effet, la spiritualité étant omniprésente, elle serait toujours abordable. Ainsi, la Margaï serait la forme humanisée de la spiritualité : elle est rendue perceptible par le rite. Donc, la notion de Margaï se situe dans un entre-deux : elle est transcendante (provient du spirituel, du divin, le supranaturel) et immanente (l'Homme qui a conscientisé cet aspect, qu'il définit par le terme *Margaï*).

La Margaï serait une substance qui habille le monde physique, la matérialité, rendant l'invisible en visible, l'irréel en réel, une forme qui émane de l'Être supérieur. Il serait question de « hiérophanie » (Eliade, 1965). Par un acte mystérieux, l'Être supérieur se manifeste à travers les objets et les actes dans le monde physique. C'est parce que l'Homme a conscience de ce que le monde lui montre qu'il en saisit l'essence.

En abordant cette réflexion sur la croyance, on peut marquer que le propre de la spiritualité serait d'être transcendant (émanant d'un Être supérieur) et immanent (émanant de l'Homme). Pour les Hadjaraï, il s'agit autant d'une intervention divine (hiérophanie) que d'une valeur subjective que l'Homme a juxtaposée. La Margaï se manifeste donc assez souvent sous l'apparence d'un animal rare (lion, panthère, oiseau, reptile...), d'un vent violent, d'une pluie torrentielle, d'une multitude de foudres, d'une sécheresse, d'une épidémie. Ces Maragi, à qui l'on attribue des identités sexuelles différentes, se manifestent le plus souvent sous l'apparence d'un animal sauvage, généralement un lion, parfois une panthère. Par ce canal de ces animaux, les esprits maragi – ceux des Dangaléat ou d'autres – peuvent protéger mais également punir sévèrement, perturbant l'ordre social établi[22].

Le Hadjaraï a toujours déterminé la Margaï par sa relation avec un Être supérieur. Mais sa conception est en accord et est déterminée par la croyance en un Être supérieur ; se définit en même temps par la relation à un Être supérieur et par l'épreuve émotionnelle d'un mystère. Ce qui permet de constater que la Margaï surgit, indépendante de l'être religieux et est surgie, c'est-à-dire provoquée par l'action humaine. « C'est parce que, moi, je n'y crois pas et que, n'y croyant pas, je pense qu'eux ne peuvent qu'y croire à la manière dont j'imagine que, pourtant, je pourrais le faire » (Pouillon, 1979 : p. 49-50).

C'est en combinant le caractère ineffable et les a priori de la croyance que le schisme se cristallise. La réflexion de Jean Pouillon (1979) à propos des Dangaléat (peuple de la République du Tchad en pays hadjaraï sur le continent africain, dont il est question dans l'extrait ci-dessus) permet d'éclairer cette perspective : il leur est attribué une croyance qui correspond à des convictions propres à celui qui les observe (le chercheur) et non aux observés. Jean Pouillon se rend compte que, plus que croire aux Margaï, les Dangaléat les « expérimentent » (Willaime, 1993 : 7).

La Margaï est polysémique, c'est un phénomène abstrait et multiforme. Cela en fait un objet de recherche

---

[22] Daoud GADDOUM, *Le culte des esprits margay ou maragi chez les Dangaléat du Guéra*, L'Harmattan, 1995.

difficilement abordable. Sur le terrain, lorsqu'on interroge le monde religieux du Guéra, deux caractéristiques de cette divinité s'imposent inlassablement : l'ineffable et la croyance. Dans un but analytique, on peut les mettre sous tension à l'aide de différentes théories. Après avoir constaté que la Margaï peut être perçue à travers des actes, des états d'esprit ou de l'inexistant, on se demande comment les Hadjaraï peuvent ressentir autant « quelque chose » durant un événement liturgique. On se demande si c'est l'action humaine à travers le rituel qui impacte les propres émotions ou si c'est véritablement la Margaï qui le provoque. Cette interrogation nous amène à attribuer l'essence de la Margaï, en un lieu et à l'Homme pour conclure que la divinité est inscrite dans un cycle : le lieu influence le sprituel, qui est incarné par l'Homme et qui influence à son tour sur le spirituel, etc. Aussi, pour répondre à la question de l'émergence de la Margaï, ne peut-on pas se poser la question en mettant en avant autant ce qui est à l'intérieur de l'être religieux (le psychosomatique) que c'est son environnement extérieur qui permet de percevoir la Margaï ? C'est de cette hypothèse qu'une constatation émerge : les Hadjaraï agissent et sont agis, la Margaï surgit et est surgie.

En abordant les différentes pistes de réflexion pour mettre en exergue l'évolution de la compréhension de la Margaï, on peut dire que la Margaï est intersubjective et propre à la croyance des Hadjaraï et en même temps, on se rend compte que les Hadjaraï ont une conception propre à eux de la Margaï. La Margaï ne se constitue pas à travers une relation exclusive entre le Hadjaraï et l'Être supérieur ; elle se situe dans un réseau temporel (famille, entourage, communauté villageoise) et spirituel (Être supérieur) de relations. Il ne s'agit pas de voir la Margaï au sein d'un lieu, à travers d'objets mais bien dans des relations. Ainsi, sans quitter le traitement phénoménologique et le modèle de l'énaction qui permet d'appréhender la Margaï, on peut affirmer que la Margaï émerge autant de l'environnement qui entoure l'Homme que de l'Homme lui-même. Dans le groupe communautaire des Hadjaraï que nous avons observé, une modalité relationnelle se formalise dans l'épreuve d'émotions (liées à la maladie et sa guérison, à la sorcellerie, aux soins et à l'expérience même de l'autochtone). L'individu cherche un équilibre, une harmonie du temporel et spirituel. Cela induit une atmosphère de bien-être par lequel s'imposent les relations interpersonnelles, l'environnement extérieur.

8.3. Éprouver sa croyance par un équilibre religieux à atteindre

En analysant les interactions et les observations, nous constatons une attitude commune : les êtres religieux qui sont les Hadjaraï s'inscrivent, à travers leur engagement personnel, dans une sorte d'harmonie du spirituel et du temporel. Cela se manifeste par leur intention de trouver un équilibre entre leur croyance religieuse, en tant qu'individu ou collectivité qui s'incarne dans un Être supérieur (la croyance en une réalité spirituelle : Margaï et/ou Dieu), et des groupes plus ou moins élargis d'humains (le monde temporel : le couple, la famille nucléaire, la famille élargie, les villageois, la communauté de Hadjaraï).

Les Hadjaraï vivent une conception intersubjective du monde religieux. La religion est une notion abstraite qui se partage, qui se vit, qui s'éprouve et qui prend forme au gré des conversations, des situations, du vécu. C'est pourquoi nous faisons l'hypothèse qu'il y a deux niveaux du phénomène religieux : le monde religieux et les univers religieux. Le monde religieux est donc la forme spirituelle édictée par la communauté, alors que les univers religieux sont singulièrement propres à chaque Hadjaraï. Un univers religieux est influencé par le monde spiritualisé et s'ajuste spontanément à l'environnement familial, ou bien il s'assimile à la communauté de Hadjaraï ; cela se met en avant in situ, lors de la célébration de la Margaï. Ainsi, l'univers religieux est singulier (personnel), multiple (il s'ajuste) et pluriel (différent d'un individu à l'autre).

Les Hadjaraï recherchent donc une harmonie avec l'entourage, la famille, les villageois et choisissent de se positionner par rapport à la Margaï en fonction de critères de bien-être. De cette observation, se dégage une essence qui est perpétuellement juxtaposée : l'univers religieux ajusté met en lumière la Margaï en équilibrant le temporel et le spirituel. En effet, à travers les émotions et les attitudes, on peut faire l'hypothèse qu'une atmosphère et un environnement de bien-être sont recherchés, et c'est de là qu'émerge le phénomène de la Margaï.

Par conséquent, un comportement est sous-jacent à chacune des situations : les Hadjaraï juxtaposent une qualité mystérieuse, une valeur inexplicable, un « quelque chose » qu'on ne parvient pas à décrire mais qui se donne à voir à travers l'épreuve des ressentis. Suite à l'analyse que nous faisons, il semblerait que dans cet espace affectif, la Margaï est en mouvement. Il s'agit donc d'une notion implicite et subjective. Elle est liée aux discours, aux interactions et aux phénomènes du religieux.

Individuellement, les Hadjaraï conceptualisent un univers religieux qui enrichit la(les) situation(s) qu'ils juxtaposent en « quelque chose ». En groupe, ils ajustent leurs univers religieux pour en faire un univers partagé qui se juxtapose à un caractère mystérieux par rapport à une situation. Ainsi, l'épreuve de l'harmonisation du temporel au spirituel s'éprouve par l'énaction. Ce sont les actions individuelles du quotidien, les décisions qui sont prises pour trouver cet équilibre qui donnent à voir la Margaï.

En effet, la présence de la Margaï s'est donnée à voir à de multiples reprises, dans un rapport à l'Être supérieur : « Tout a un aspect divin et donc, tout est Margaï » et dans un rapport à la nature : « *L'environnement est Margaï, ayons du respect pour cette nature* ». S'expriment ainsi les Hadjaraï. Tout en écartant la portée théologique des propos, le Guéra est Margaï, le pays des Hadjaraï est Margaï, la Margaï est partout, la Margaï en toute chose et même dans la nature. Mais où précisément ?

Il y a un rapport à l'humain ; il y a un rapport à l'homme hadjaraï. Un « certain rapport », plus qu'un rapport, il s'agit d'une certaine relation. Quelque chose d'intraduisible et qui est pourtant ressenti par chaque Hadjaraï. C'est l'expression « certain rapport » qui nous permet d'éclaircir notre position de natif de la région du Guéra. Nous constatons que ce rapport matérialise une « enveloppe de béatitude », « une rencontre avec le positif », « un mouvement de bien-être ». Ces expressions décrivent à suffisance nos propres émotions, lors d'observations au sein du Guéra mais aussi dans le cadre familial et dans les relations avec l'entourage. Les relations à l'autre ou avec l'environnement suivent une logique, mais laquelle ? Il s'agit d'une chose subtile : le Hadjaraï observé ou interrogé inscrit son corps, ses actions, ses intentions et ses pensées dans un environnement de bien-être. Ainsi, dans le domaine religieux, du rapport que l'homme hadjaraï noue avec l'autre et avec son entourage, émerge toujours une volonté permanente de s'inscrire soi-même et l'altérité dans une harmonie temporelle et spirituelle. Ce qui signifie qu'à travers le comportement, l'attitude, l'action, le Hadjaraï manifeste l'intention de se faire entrer lui-même, ainsi que son entourage, dans un état de bien-être duquel découle « quelque chose ».

La transversalité de la religion est constante dans le discours des habitants du Guéra à propos de leur entourage, de même que dans les observations faites dans un contexte religieux (espaces des reliques, les chapelles, les arènes, les sommets de montagnes, etc.). Nous l'illustrons à l'aide d'un double registre :

1. Le temporel : l'engagement personnel (démarche dans le religieux : prière, culte, homélie, bénévolat) et de l'adéquation des attitudes et des émotions parmi les membres du couple, de la famille, des villageois, de l'assemblée et au sein de la communauté.

2. Le spirituel : faire un avec l'Être supérieur (Dieu et/ou la Margaï). Dans et entre ces deux registres s'insèrent un équilibre, une harmonie, une atmosphère de bien-être.

Cependant, l'unité au sein du temporel, c'est dire l'harmonie entre l'engagement personnel et le groupe, peut être contradictoire. Deux catégories se distinguent : la famille et la communauté de base. S'il est important, dans la théorie, de faire un avec la communauté, l'atmosphère harmonieuse au sein de la famille prévaut dans de nombreux cas. Le Hadjaraï peut faire le choix de s'écarter du principe de communauté pour un meilleur bien-être avec son entourage.

La dimension de la psyché est aussi déterminante pour obtenir un environnement propice à prendre en considération pour le Hadjaraï. L'harmonie avec les villageois est déterminée par deux éléments :

1. Le desservant de la Margaï est en même temps ministre de Culte célèbre l'office et l'événement liturgique lors des célébrations. Ses paroles et leurs contenus doivent résonner en la tête et en être du Hadjaraï. Ainsi, le ministre de Culte doit convenablement animer l'office, en bien parlant posément, trouver ses mots et bien

prononcer son discours. : Le ministre de Culte anime convenablement l'office. Cette animation rend accessible l'épreuve religieuse.

2. La musique doit aussi donner du rythme. L'orchestre joue bien, chante bien et rythme bien. Pour parvenir à s'ancrer dans l'instant liturgique à cause de la qualité vocale et rythmique de l'orchestre, la cohésion avec l'assemblée et l'harmonie avec le spirituel se doivent d'être possibles. Pour la conjugaison des deux niveaux de l'équilibre, tous les éléments doivent être présents. Ainsi, si l'un des deux éléments fait défaut, l'épreuve de la spiritualité est rendue inaccessible par la rupture entre la psyché et le temporel.

« Lors de notre petite enfance à Mongo et dans le Guéra, nous avons eu l'occasion d'entendre des choristes chanter des cantiques. C'était particulièrement beau et prenant. Le monde sonore contribue pour beaucoup à l'atmosphère dans les assemblées spirituelles. Il est courant d'observer lors des arènes, dans le chef des femmes possédées par la Margaï, de faire la critique de la musique par des signes de contestation : « Faux couplet », « Voix nasillarde pas belle », « L'orchestre joue de la cacophonie ».

L'environnement musical est ainsi un facteur important dans le temps liturgique car il influence l'état psychosomatique de l'être religieux. La musique a une emprise sur la cognition de l'environnement, ce qui à son tour détermine une certaine perception du corps. La musique établit un pont entre la personne qui danse la Margaï et l'assemblée durant lequel des émotions sont partagées. Ce n'est plus le contenu du chant qui semble importer, mais sa sonorité. Si la musique permet d'éprouver du bien-être en entendant une ambiance de qualité, d'un point de vue réflexif, on constate que « quelque chose » se greffe à ce que nous éprouvions durant les festivités comme en ont témoigné les chants en langue locale entendus, dont on ne peut donner aucune traduction. Une certaine conscience du moment liturgique nous a tout de même affecté.

Nous avons aussi constaté que ce n'est pas l'ambiance solennelle qui était recherchée mais en même temps, les instruments apportent une certaine gaieté. La musique génère une ambiance qui permet d'ancrer les individus dans le moment liturgique. L'environnement de bien-être inféré par la musique incite les adeptes à former l'unité du groupe. Les fausses notes surprennent et perturbent ; Chanter à l'unisson et correctement engendre une communion de sensations. Les profanes font un en paroles et en esprit. Les gens s'assoient autour d'une arène, les musiciens s'appliquent et jouent des airs, le groupe de chanteuses frappent des mains et regardent les personnes possédées danser la Margaï. Les gestes et les célébrations sont tellement grands ; on est pris par l'homélie, on éprouve des émotions, on se sent impliqué. *Lorsque le possédé danse la Margaï, les mots prononcés par les desservants et l'orchestre de la Margaï ne sont pas compris par les profanes : il y a là, nous semble-t-il, une véritable célébration liturgique codifiée sans aucun fétichisme* (Gaddoum, 1995).

Il est toutefois important de souligner que la musique semble être un médiateur présent et marquant des différents moments de la liturgie et se donne une place importante dans les prières adressées à la Margaï.

La musique remplit aussi un autre objectif : son silence marque l'importance de l'homélie et des discours. Il n'y a pas de musique lorsque le prêtre de la Margaï s'adresse à la population, ou alors, la personne possédée exige le silence par des signes, la musique est entrecoupée et interrompue, jamais jouée en simultanée.

Le silence marque, lui aussi, la cohésion temporelle et sociale. Personne ne parle, tout le monde écoute quand le chef de la Margaï prêche. Le corps spirituel, encore une fois, ne fait qu'un. Toute l'attention est dirigée et les adeptes sont concentrés, dans un mode d'écoute. Le silence s'adresse à la psyché.

La musique semble être un facilitateur du passage (ou de la réduction) du monde temporel au spirituel. Cependant, bien qu'elle s'adresse psychologiquement à l'assemblée dans le but de simplifier l'ancrage de l'assistance dans le moment liturgique, les mauvaises performances en font un moment déplaisant. Au vu de la généralisation d'un professionnalisme, la musique est un élément déterminant lors de la célébration des fêtes.

En conclusion, le psychosomatique apparaît comme l'élément articulant l'ensemble du modèle du religieux : s'il n'y a pas d'engagement personnel du point de vue de la cognition et du corps, l'harmonie temporelle et spirituelle est rompue.

Ainsi, l'environnement doit être réfléchi quant à ses dispositions psychosomatiques. S'il semble intéressant pour un être religieux de se retrouver dans une arène, le choix se fait individuellement et doit répondre à des critères de confort du corps (le somatique) et de l'esprit (la psyché). En effet, l'important est de faire un avec l'Être supérieur ; l'arène permet de le faire en assemblée, durant le temps liturgique.

La subjectivité des êtres religieux est l'élément déterminant du vécu religieux. La raison est qu'il y a un perpétuel alignement intersubjectif (comportements, qualité de l'homélie et des chants) : une essence du lieu émerge à travers ses dispositions (disposition circulaire autour d'une arène, etc.), son environnement (musique, accent du prêtre de la Margaï) et son assistance (les comportements de l'assemblée qui écoute). Ainsi, il est primordial d'être en accord avec soi-même avant de l'être avec les autres. Il n'y a pas de normes ou de contraintes, si ce n'est celle du temps liturgique lui-même (la succession dans un ordre donné de chants et de mots) et l'impératif (selon le dogme hadjaraï) de faire la prière en communauté.

Ainsi, hors du contexte de l'assemblée, c'est l'équilibre au sein de la famille qui importe. Mari et femme ajustent leurs univers respectifs pour ne faire qu'un et le prolonger à leur enfant. L'entourage (les grands-parents) s'aligne sur leur décision, l'harmonie avec le spirituel est un corollaire du bien-être au sein de la famille ; ce qui permet de distinguer deux niveaux au sein de l'unité temporelle : la cohésion au sein de la famille et avec la communauté villageoise. Dans le contexte de la prière, il est demandé à chacun des participants (ayant leurs univers religieux propres) de ne faire qu'un, d'harmoniser leur être au temps liturgique. C'est la raison pour laquelle le choix du lieu est important car il facilite cette transition.

En conclusion, la dimension émotionnelle nous a fait voir l'essence de la divinité par la conjugaison des deux caractéristiques : l'ineffable et la croyance. En effet, les Hadjaraï ne parviennent pas à expliquer ce « quelque chose » qui découle de l'environnement de bien-être dans lequel ils baignent, eux et leur entourage. C'est de ce ressenti similaire de bien-être entre tous que nous avons découvert l'emprise de la Margaï sur le monde temporel, à travers leurs actions et leurs décisions au quotidien.

Ce ressenti se rencontre aussi dans les lieux indiqués : pour obtenir l'harmonie avec l'Être supérieur, ils se mettent volontairement dans des conditions de bien-être (disposition des lieux, le fait de se mettre en cercle et de communier ensemble, le fait de trouver le meilleur orchestre de la Margaï). Ainsi, si les raisonnements pour s'inscrire dans cet environnement sont différents, la volonté d'aboutir à une harmonie est identique.

Sans faire une étude culturelle, le traitement de « l'écologie de l'esprit » de Grégory Bateson nous permet de mettre en avant ce « quelque chose » qui est la notion du spirituel. En analysant les comportements et attitudes d'individus qui se situent au sein d'un réseau de relations temporelles (entourage, famille, communauté) et spirituelles, nous proposons non pas l'examen de l'expérience comme elle est vécue intérieurement (psychologiquement), mais l'examen factuel du vécu. À l'intersection de registres relationnels entre individus et avec l'Être supérieur, se matérialise l'essence de la Margaï.

Si les rites permettent la manifestation de la Margaï, il faut qu'au préalable, un équilibre temporel et spirituel soit obtenu pour que cela soit éprouvé émotionnellement.

8.4. L'expérience religieuse et la portée de la Margaï

Pour rejoindre le processus de recherche de Jacques Dewitte (Dewitte, 2003) qui invite à ne pas démystifier les propos des croyants, l'expression « quelque chose », utilisée pour définir la Margaï dans chacune de nos réflexions, n'a pas été analysée comme une notion supra-humaine – une énergie, un esprit – mais pour ce qu'elle est. C'est une chose inaudible, inobservable, impalpable qui se jumèle, se joint à la situation vécue de manière temporelle. Ainsi, à travers l'analyse discursive, nous constatons que le monde religieux (la nature spirituelle de l'existence) n'est pas distinct de la réalité commune. Il est intrinsèquement lié à l'expérience du quotidien, c'est-à-dire que le monde religieux et le monde profane ne font qu'un. S'il est vrai que le modèle du religieux que nous proposons fait une distinction entre le temporel et le spirituel, cela ne se rencontre que dans l'épreuve émotionnelle, c'est de l'ordre du ressenti. Dans les discours des Hadjaraï, il est généralement question d'une seule et même réalité. Dans notre volonté d'établir une définition objective de la Margaï, nous incluons deux points qui semblent paradoxaux : la spiritualité est à la fois personnelle et impersonnelle. Nous faisons le constat que l'objet de recherche est défini en termes d'intentionnalité par les Hadjaraï eux-mêmes, il est donc perçu différemment selon la personnalité de chacun. Dans un même temps, nous invitons à dépasser les préjugés pour se rouvrir à la transcendance : la Margaï est « quelque chose » de subjectif. Bien que tout individu ait sa propre conception de la spiritualité, ce « quelque chose », quant à lui, reste une énigme impersonnelle et indéterminée. Si nous avons cherché à comprendre ce « quelque chose » à travers ce travail (rencontre du bien-être, l'harmonie, etc.), nous nous devons de laisser la porte ouverte à une forme d'explication provenant du monde divin.

Raison pour laquelle nous utilisons le terme *engendré* car le spirituel est rendu accessible, conscientisé, une forme lui est donnée, mais il n'est pas créé. L'espace est cristallisé à partir d'éléments disparates qui l'ont précédé : au sein du monde physique, l'affect ; au sein du monde spirituel, l'Être supérieur. Il n'a donc pas d'origine terrestre ou spirituelle, mais en est le corollaire. Ainsi, le modèle de l'énaction permet de mettre en avant la Margaï comme une présence déjà là et qui apparaît à travers des ressentis indéfinissables. Au sein de l'interaction, dans la volonté d'harmonie, le Hadjaraï agit et prend des décisions qui permettent l'équilibre du spirituel et du temporel, d'où découle une perception indiscernable.

Ainsi, lorsque le Hadjaraï traite un phénomène en lien avec le spirituel, il éprouve « quelque chose » en plus, sans avoir explicitement surajouté une valeur aux actes qu'il pose (c'est la raison pour laquelle nous utilisons le terme *juxtaposition*) et à l'équilibre qu'il recherche : c'est l'essence de la Margaï. Il fait l'épreuve d'une concomitance du monde physique dans lequel il se situe et des qualités du monde invisible : la Margaï est énactée, elle est dans un entre-deux (spirituel et temporel). Elle semble préexister à l'Homme, mais pour la percevoir, il faut être émotionnellement réceptif.

En conclusion, la Margaï est un « épiphénomène » (Lavigne, 2010) qui se situe entre l'Homme et le spirituel. Cette relation n'est pas causée par le lien entre les deux puisque c'est spécifiquement cette relation qui en est le lien (l'espace est engendré). Cet épiphénomène coïncide avec l'expérience du religieux.

Pour correctement appréhender cette constatation, il faut saisir la différence proposée dans ce travail, entre religion et religieux. Le peuple hadjaraï impose des valeurs aux choses spirituelles, ce qui, indéniablement, influence les individus concernés. C'est la raison pour laquelle la Margaï se trouve partout et nulle part, elle se manifeste par une pluralité d'émotions et de manifestation de sentiments qui permettent de l'expliquer.

En analysant la Margaï pour ce qu'elle est, c'est-à-dire « quelque chose », on remarque qu'elle ne se situe pas dans deux réalités distinctes (temporelle et spirituelle), mais qu'elle tend à n'en former qu'une. Les Hadjdaraï cherchent à atteindre une harmonie, ce qui, implicitement, induit l'idée qu'il faut aligner des éléments différents. À travers des considérations sur l'intentionnalité, on constate que l'objet de recherche est dirigé à un Être supérieur. Nous faisons l'hypothèse que c'est parce qu'ils sont de confession margaï que ce « quelque chose » est lié vers cet Être. La Margaï est appréhendée pour établir un sentiment de bien-être et doit être exploitée. C'est la raison pour laquelle on pense aussi que les Hadjaraï sont affectés. Si tous ont une perception différente de la Margaï (psychologique, philosophique, existentialiste), ils appréhendent son essence de manière similaire à travers l'affect dans tout le pays hadjaraï.

Notre définition de la Margaï est de l'ordre de la construction théorique. Nous l'avons formalisée par « effet de distanciation » (Delaporte, 1987 : 15) : Nous avons alimenté la recherche par des observations et des données de terrain, que nous avons critiquées à travers quelques théories scientifiques. Yves Delaporte (1987) alertait sur l'utilisation de la distanciation dans le domaine du religieux, tout en estimant qu'une telle objectivité peut être difficilement obtenue dans les domaines qui s'intéressent aux croyances. Par notre approche inductiviste, nous estimons cependant y être parvenu car, nous n'avons pas été « pris » (Favret-Saada, 1977) par le terrain et nous pensons avoir rendu compte pleinement des subjectivités des sujets. Nous nous sommes ainsi permis de conceptualiser une double notion de la Margaï :

1. La Margaï, manifestation du religieux qui se comprend à travers le prisme de la croyance en Dieu, est une perception de l'être religieux. Cette divinité est donc mécaniquement déterminée par l'homme qui cherche l'harmonie entre la réalité physique (la famille, l'entourage, l'environnement, son engagement personnel) et le spirituel.

2. La Margaï, énactée par le monde temporel, l'Homme et l'univers religieux, est un espace engendré par la relation subjective dirigée vers un Être supérieur rendu perceptible par l'affect. La Margaï est mouvante, fluide, indéterminée et impersonnelle parce que, éprouvée et perçue par l'Homme.

Conclusion

L'analyse qui précède montre que le problème de l'interprétation de la métaphysique de la thérapeutique traditionnelle chez les Dadjo nous renvoie au sens fondamental de la pratique humaine face à la nature.

En fait, pour octroyer à une croyance le statut de connaissance, la démarche scientifique exige des objets de référence convaincants, perceptibles. C'est alors que la croyance dadjo « aveugle » doit faire l'objet d'une initiation dont l'objectif est de croire. Ce n'est pas l'interprétation du mal seule qui peut être soumise au changement social chez les Dadjo, mais aussi les modalités de la croyance même. Pour reprendre les termes de P. BOURDIEU (1980, 113) qui distingue :

- « CROYANCE : adhésion indiscutée, préréflexive, native caractérisant l'appartenance natale, indigène, originaire » ;
- « FOI : adhésion décisoirement accordée, caractérisant l'adoption d'un corps de dogmes ou de doctrines instituées ».

Cette distinction apparaît clairement dans la pratique spirituelle de tout villageois né dans la croyance au monde de représentations traditionnelles et marque bien la distinction entre ce dans quoi l'on naît (croyance) et ce en quoi on décide (foi). Toutefois, les choses ne sont pas aussi si simples comme le note J. POUILLON dans une analyse sémantique de la croyance (1979) : « Le verbe *croire* exprime aussi bien le doute que l'assurance » et, appliquant cette approche à un des groupes hadjaraï du Tchad, s'interroge sur l'approche anthropologique du mot : « Si, par exemple, je dis que les Dangaléat – qui sont aussi des habitants du Guéra – croient à l'existence des Margaï, c'est parce que moi, je n'y crois pas et que, n'y croyant pas, je pense que eux ne peuvent y croire à la manière dont j'imagine que pourtant je pourrais le faire. Mais comment savoir s'ils croient et de quelle façon ? Quelle question leur poser, à l'aide de quel mot de leur langue, dans quel contexte ? Ou, inversement, comment traduire en français le ou les mots qu'ils emploient pour parler de ce qui est, à nos yeux, un objet de croyance ? ».

Il est donc ainsi difficile de mesurer une intensité d'une croyance car seul le comportement traduit la conviction intime. Dans ces conditions, comment peut-on penser à la position d'un étranger qui ironise par des propos incrédules cette conduite ?

Ma position d'enfant dadjo, Hadjaraï du Guéra, demeure intraduisible si j'ose user des concepts qui expriment le sens commun de l'humanité. J'ai été durant des années confronté à d'énormes problèmes de communication, de pratique, de pouvoir qui ne correspondaient pas à la vie normale de l'être humain, à l'expérience de la réalité humaine. Mais j'ai été souvent frappé par ce qui apparaît comme contradictoire dans les commentaires que font les individus étrangers à une croyance, à une culture, à une tradition, ou à des pratiques d'une vieille religion, les qualifiant de rétrogrades.

Une influence universelle assure un lien constant entre les hommes, découlant bien entendu d'une structure archaïque de communication entre les systèmes vivants et l'environnement. C'est cela qui fait l'unité à travers la diversité des hommes, leur adaptation en milieu naturel.

Cependant, chaque perception influente laisse une séquelle dans toute structure archaïque ; et toute trace représente un objet inconscient qui apparaît comme une donnée d'un phénomène naturel. Ainsi, certains phénomènes naturels comme les roches, les grands arbres et les cratères sont considérés comme une manifestation de la puissance divine et chez les Hadjaraï, comme la manifestation, le signe ou l'habitat de la Margaï. C'est l'explication apparente d'une influence animée des forces vitales.

Aucune personne n'échappe à l'influence universelle qui est essentielle à l'être humain. Seuls les êtres vivants peuvent être à mesure de donner des informations sur la manière dont ils échangent des objets influents.

Du point de vue physique dont les données sont l'espace, la matière et le temps, les croyances ne pouvaient être expliquées. Néanmoins, l'existence des propriétés non démontrables de la sorcellerie, des divinités de la « Margaï » m'a fait prendre conscience dès mon enfance que l'attitude erronée de l'adepte de la science face aux croyances primitives qu'adoptait ma grand-mère n'était que naïveté. La démarche scientifique n'est pas le seul moyen d'emprise sur la nature parce qu'en fait, l'approche rationnelle des phénomènes naturels ne peut tout expliquer ou tout comprendre.

Il existe donc des pratiques humaines non rationalisées, non expliquées et qui représentent une connaissance.

J'éprouverai une véritable satisfaction s'il s'avère que je me suis fait comprendre pour montrer l'existence d'un peuple encore inexprimé, exerçant quelques pratiques inexplicables.

Bibliographie

ABELES M., ROGERS S.C., 1992, « Introduction », *L'Homme*, vol. 32, n° 121, p. 7-13.

ALTHABE G., 1990, « Ethnologie du contemporain et enquête de terrain », *Terrain. Anthropologie & sciences humaines*, n° 14, p. 126-131.

AUGE M., 1989, « L'autre proche », dans *L'autre et le semblable*, Paris, Presse du CNRS, p. 19-33.

BARBARAS R., 1993, « Âme. L'âme et le corps », dans *Dictionnaire du corps*, Presses universitaires de France, Paris.

BASTIDE R., 1967, « Sociologie des mutations religieuses », *Le problème des mutations religieuses*, vol. 44, p. 5-16.

BATESON G., 1977, *Vers une écologie de l'esprit*, traduit par DRISSO P., LOT L., SIMION E., Seuil, Paris.

BONET Doris, 1986, in. *Représentation culturelle du paludisme chez les Moose du Burkina*, ORSTOM.

BOUT Roger, 1961-1962, « La Margaï et les relations de pouvoir chez les Hadjarayes du Tchad », mémoire de fin de diplôme.

BRETON D.L., 2007, « Pour une anthropologie des sens », *VST – Vie sociale et traitements*, vol. 4, n° 96, p. 45-53.

CADIOT P., TRACY L., 2003, « Sur le "sens opposé" des mots », *Langages*, n° 150, p. 31-47.

CAMPIGOTTO M., 2012, « Mondes d'enfants. Ethnographie des "premières communions" à la paroisse Nativitä di Maria Vergine (Castelbuono, Sicile) », *AnthropoChildren*, n° 2.

CAMPIGOTTO M., RAZY E., SUREMAIN C.-E. DE, HUBER PACHE V., 2012, « Le religieux à l'épreuve de l'enfance et des enfants : quels défis pour l'anthropologie ? », *AnthropoChildren*, n° 2.

CHARMOT Guy, MONCHET J, 1993, « Paludisme », *Cahier d'études et de recherches francophones*, vol. 3, n° 4, juillet-août.

CASSANITI J. L., 2015, « Intersubjective Affect and Embodied Emotion : Feeling the Supernatural in Thailand », *Anthropology of Consciousness*, vol. 26, p. 132-142.

CLAVERIE E., 1990, « La Vierge, le désordre, la critique. Les apparitions de la Vierge à l'âge de la science », *Terrain. Anthropologie & sciences humaines*, n° 14, p. 60-75.

DE CHABANNES M. Alain, 1949, « Étude sur la Margaye au pays hadjaraye (ses contacts avec l'administration) », travail personnel pour l'examen de fin de stage.

DE SARDAN J.-P. O., 1995, *Anthropologie et développement. Essai en socio-anthropologie du changement social*, Paris, Karthala (Les classiques des sciences sociales).

DE SARDAN J.-P. O., 1998, « Emique », *Alliance, rites et mythes*, n° 147, p. 151-166.

DE SARDAN J.-P. O., 2008, *La rigueur du qualitatif. Les contraintes empiriques de l'interprétation socio-anthropologique*, Academia-Bruylant, Louvain-la-Neuve.

DECHAUX J.-H., 2011, « Agir en situation : effets de disposition et effets de cadrage », *Revue française de sociologie*, vol. 51, n° 4, p. 720-746.

DELAPORTE Y., 1987, « De la distance à la distanciation. Enquête dans un milieu scientifique », Chemins de la ville : enquêtes ethnologiques, p. 229-245.

DERLON B., JEUDY-BALLINI M., 2011, « Anthropologie de l'art et du rapport à l'objet », Annuaire de l'EHESS. Comptes rendus des cours et conférences, p. 389-392.

DESTEXHE Alain (sous la direction), 1987, *Santé, médicaments et développement : les soins de santé primaires à l'épreuve des faits*. Paris, *Les publications de la fondation Liberté sans frontière*.

DEWITTE J., 2003, « Croire ce que l'on croit », MAUSS, vol. 2, n° 22, p. 62-89.

DIANTEILL E., 2006, « La musique et la transe dans les religions afro-américaines (Cuba, Brésil, États-Unis) », *Cahiers d'ethnomusicologie*. Anciennement *Cahiers de musiques traditionnelles*, n° 19, p. 179-189.

DOUVILLE O., 2012, « Pour une anthropologie clinique contemporaine », MAUSS.

DURKHEIM E., 1975, *Les règles de la méthode sociologique*, PUF.

DURKHEIM E., 1986, *Les formes élémentaires de la vie religieuse*, Paris, Presses universitaires de France.

ELIADE M., 1965, *Le sacré et le profane*, Gallimard, Paris.

FAIZANG Sylvie, 1986, « L'intérieur des choses, maladie, divination et reproduction sociale chez les Bisa du Burkina. »

FAVRET-SAADA J., 1977, *Les Mots, la mort, les sorts*, Gallimard, Paris.

FAVRET-SAADA J., 1994, « Weber, les émotions et la religion », *Terrain. Anthropologie & sciences humaines*, n° 22, p. 93-108.

FIDAALI Kabire, 1987, *Le pouvoir du Bangré, enquête initiatique à Ouagadougou*, L'Harmattan.

GADDOUM Daoud, 1995, *Le culte des esprits margay ou maragi chez les Dangaléat du Guéra*, L'Harmattan.

GERAUD M.O., LESERVOISIER O., POTTIER R., GAILLARD G., 2016, *Les Notions clés de l'ethnologie. Analyses et textes*, Armand Collin, Paris.

GODELIER M., 2007, *Au fondement des sociétés humaines*, Paris, Albin Michel.

GOFFMAN E., 1973, « Les relations en public », dans *La mise en scène de la vie quotidienne*, Minuit, Paris.

GRELLARD C., 2017, « Les ambiguïtés de la croyance. À la recherche d'une anthropologie comparée de la croyance », *Socio-anthropologie*, n° 36, p. 75-89.

GRINGAS F. P., 1992, « La théorie et le sens de la recherche », dans *Recherche sociale. De la problématique à la collecte de données*, Sainte-Foy, Presses de l'Université du Québec.

HAYANO D.M., 1979, « Auto-ethnography : Paradigms, Problems and Prospects », *Human organization*, 38, 1, p. 99-104.

HERSE P., 1941, « Observations sur les Margaï de Melfi », *Bulletin de l'Institut d'études centrafricaines*.

HERSE P., 1945, « Étude sur les Margaye de Melfi », *Bulletin de l'institut d'études centrafricaines*.

HUMEAU M., 2004, « Approche du corps et de l'espace phénoménologique », *Le corps comme sujet et objet d'une herméneutique de l'éducation*.

IMBERT G., 2010, « L'entretien semi-directif : à la frontière de la santé publique et de l'anthropologie, The Semi-structured Interview : at the Border of Public Health and Anthropology », *Recherche en soins infirmiers*, n° 102, p. 23-34.

IROKO. A. Félix, 1994, *Une histoire des hommes et des moustiques en Afrique*, L'Harmattan.

JANET P., 1934, *L'intelligence avant le langage*, Flammarion, Paris.

JEUDY-BALLINI M., 2010, « L'altérité de l'altérité ou la question des sentiments en anthropologie », *Le Journal de la Société des Océanistes*, n°s 130-131, p. 129-138.
KARDINER A. et LINTON R., 1939, *L'individu dans la société*, Gallimard.
KECK F., 2012, « Goffman, Durkheim et les rites de la vie quotidienne. Abstract », Archives de philosophie, tome 75, 3, p. 471-492.
KOLAKOWSKI L., 1985, *Philosophy of Religion* ou *Philosophie de la religion*, traduit par LANDAIS J.-P., Fayard.
LALLEMAND Suzanne, 1988, *La mangeuse d'âme, sorcellerie et famille en Afrique*, L'Harmattan.
LAPLANTINE F., 1993, *Anthropologie de la maladie. Étude ethnologique des systèmes de représentations étiologiques et thérapeutiques dans la société occidentale contemporaine*, Payot, Paris (Bibliothèque scientifique).
LAPLANTINE F., 2003, « Penser anthropologiquement la religion », *Anthropologie et Sociétés*, vol. 27, n° 1, p. 11-33.
LAVIGNE J.-F., 2010, « Le statut ontologique de l'affectivité : fondement ou épiphénomène ? », Noesis, 16, p. 11-26.
LEJEUNE C., 2014, *Manuel d'analyse qualitative*, De Boeck, Louvain-la-Neuve.
LENOIR F., 2009, *Socrate, Jésus, Bouddha. Trois maîtres de vie*, Fayard, Paris.
Le ROUVREUR Albert, 1989, *Saheliens et Sahariens du Tchad*, L'Harmattan.
LÉVI-STRAUSS C., 1962, *La pensée sauvage*, Plon, Paris.
LYOTARD J.-F., 1954, *La phénoménologie*, Presses universitaires de France, Paris.
MALINOWSKI B., *Les argonautes du pacifique occidental*, PUF 1922.

MARIANI L., PLANCKE C., 2018, *(D)écrire les affects. Perspectives et enjeux anthropologiques*, Pétra, Paris.

MAUSS M., 1925, « Essai sur le don. Forme et raison de l'échange dans les sociétés archaïques », *L'année sociologique*, vol. 1.

MERLEAU-PONTY M., 1998, *Phénoménologie de la perception*, Paris, Gallimard.

MOHIA-NAVET N., 1993, *Les thérapies traditionnelles dans la société KABYLE*, L'Harmattan.

MOUSSAOUI A., 2012, « Observer en anthropologie : immersion et distance », *Contraste*, n° 36, p. 29-46.

NAHOUM-GRAPPE V., 1998, « L'échange des regards », *Terrain. Anthropologie & sciences humaines*, n° 30, p. 67-82.

OBADIA L., 2006, « Religion(s) et modernité(s) : Anciens débats, enjeux présents, nouvelles perspectives », *Socio-anthropologie*, 17-18.

OBADIA L., 2012, « Anthropologie et religion, aujourd'hui », Archives de Sciences sociales des religions, n° 156.

OMS., 1993, « Mise en œuvre de la stratégie mondiale de lutte antipaludique », (série de rapports techniques 839).

OMS, 1985, « Manuel de l'aménagement de l'environnement en vue de la démoustication », OMS, Genève.

OTTO R., 2015, *Le sacré. L'élément non rationnel dans l'idée du divin et de sa relation avec le rationnel* (Das Heilige, 1917), traduit par JUNDT A., Payot & Rivages, Paris.

« Paludisme, 1993 : Les biotechnologies à l'avant-garde de la recherche sur les vaccins », in *Moniteur de la biotechnologie et du développement* n° 17, déc.

PENELAUD O., 2010, « Le paradigme de l'énaction aujourd'hui. Apports et limites d'une théorie cognitive "révolutionnaire" », *Plastir*, n° 18.

PESCHARD I., 2004, « La réalité sans représentation, la théorie de l'énaction et sa légitimité épistémologique », École polytechnique X.

PETITMENGIN C., 2006, « L'énaction comme expérience vécue », *Intelletica*, n° 43, p. 85-92.

PIETTE A., 1996, « L'Institution religieuse en images. Modèle de description ethnographique / Images of Religious Institution. A Model of Descriptive Ethnography », Archives de sciences sociales des religions, vol. 93, n° 1, p. 51-80.

PIETTE A., 1998, « Les détails de l'action. Écriture, images et pertinence ethnologique », *Enquête*. Archives de la revue *Enquête*, n° 6, p. 109-128.

PIETTE A., 2005, « Ethnographie de l'activité religieuse. Abstract, Zusammenfassung », *Ethnologie française*, vol. 35, n° 2, p. 335-345.

POUILLON J., 1975, *Fétiches sans fétichisme*, Bibliothèque d'anthropologie.

POUILLON J., 1979, « Remarques sur le verbe "croire" », dans *La fonction symbolique ; essais d'anthropologie*, Paris, Gallimard, p. 43-51.

POUPART J., 1997, « L'entretien de type qualitatif : considérations épistémologiques, théoriques et méthodologiques », dans *La recherche qualitative : enjeux épistémologiques et méthodologiques*, Montréal, Gaëtan Morin, p. 173-209.

RAZY É., 2014, « La pratique de l'éthique : de l'anthropologie générale à l'anthropologie de l'enfance et retour », *AnthropoChildren*, n° 4.

RÉMY Gérard, 1988, « Paysage et milieu épidémiologiques de la maladie dans l'espace ivoiro-voltaïque. Études géographiques des principales maladies transmissibles ». Paris : CNRS.

REMY C., 2014, « Accepter de se perdre. Les leçons ethnographiques de Jeanne Favret-Saada », *Sociologies*.

ROCCHI V., 2003, « Des nouvelles formes du religieux ? Entre quête de bien-être et logique protestataire : le cas des groupes post-Nouvel-Age en France », *Social Compass*, vol. 50, n° 2, p. 175-189.

RUSSEL J. A., 1991, "Culture and the Categorization of Emotions", *Psychological Bulletin*, 110, 3, p. 426-450.

SAUSSURE F. DE, 1995, *Cours de linguistique générale*, Paris, Payot & Rivages.

SOUSSIGNAN R., 2009, « Un monde d'émotions », *Cerveau et psychologie*, n° 35, p. 46-51.

VAN DER HYDEN A., COURTEJOIE J. et ROTSTART de HERTAING I. « La malaria », Bureau d'Études et de recherches pour la promotion de la santé, Rép. du Zaïre.

UNGER J. P., 1992, *Guide pratique de la coopération médicale : de l'analyse des systèmes de santé à l'action*. L'Harmattan.

VIDAL Laurent, 1990, *Rituels de possession dans le Sahel*, L'Harmattan.

VINCENT Jeanne-Françoise, 1975, *Le pouvoir et le sacré chez les Hadjaraï du Tchad*, Anthropos, Paris.

VINCENT Jeanne-Françoise, 1962, « Les Margaï du pays Hadjaraï (contribution à l'étude des pratiques religieuses) », *Bulletin de l'Institut de recherches scientifiques au Congo*.

Table des matières

Structures éditoriales du groupe L'Harmattan

L'Harmattan Italie
Via degli Artisti, 15
10124 Torino
harmattan.italia@gmail.com

L'Harmattan Hongrie
Kossuth l. u. 14-16.
1053 Budapest
harmattan@harmattan.hu

L'Harmattan Sénégal
10 VDN en face Mermoz
BP 45034 Dakar-Fann
senharmattan@gmail.com

L'Harmattan Cameroun
TSINGA/FECAFOOT
BP 11486 Yaoundé
inkoukam@gmail.com

L'Harmattan Burkina Faso
Achille Somé – tengnule@hotmail.fr

L'Harmattan Guinée
Almamya, rue KA 028 OKB Agency
BP 3470 Conakry
harmattanguinee@yahoo.fr

L'Harmattan RDC
185, avenue Nyangwe
Commune de Lingwala – Kinshasa
matangilamusadila@yahoo.fr

L'Harmattan Congo
67, boulevard Denis-Sassou-N'Guesso
BP 2874 Brazzaville
harmattan.congo@yahoo.fr

L'Harmattan Mali
ACI 2000 - Immeuble Mgr Jean Marie Cisse
Bureau 10
BP 145 Bamako-Mali
mali@harmattan.fr

L'Harmattan Togo
Djidjole – Lomé
Maison Amela
face EPP BATOME
ddamela@aol.com

L'Harmattan Côte d'Ivoire
Résidence Karl – Cité des Arts
Abidjan-Cocody
03 BP 1588 Abidjan
espace_harmattan.ci@hotmail.fr

Nos librairies en France

Librairie internationale
16, rue des Écoles
75005 Paris
librairie.internationale@harmattan.fr
01 40 46 79 11
www.librairieharmattan.com

Librairie des savoirs
21, rue des Écoles
75005 Paris
librairie.sh@harmattan.fr
01 46 34 13 71
www.librairieharmattansh.com

Librairie Le Lucernaire
53, rue Notre-Dame-des-Champs
75006 Paris
librairie@lucernaire.fr
01 42 22 67 13

www.ingramcontent.com/pod-product-compliance
Lightning Source LLC
LaVergne TN
LVHW021209061026
849535LV00008B/2641